유태종 박사의 건강장수법

지은이 _ 유태종

서울대학교 농과대학 농화학과 졸업.
고려대학교 식품공학과 교수,
독일 마인츠 대학 교환 교수,
보건사회부 식품위생 심의 위원,
국방부 정책자문위원 역임.
現, 농림부 전통가공식품 심의위원
한국산업규격식품부회 위원장
식생활 개선 국민운동본부 부회장
건양대학교 식문화연구소장
곡천건강장수연구소장

저서 _《음식족보》《음식궁합1》《음식궁합2》
《식품 동의보감》《아이들 두뇌는 식탁이 결정한다》
《수험생 밥상을 다시 차리자》외 다수.

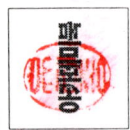

유태종 박사의 건강장수법

초판 1쇄 발행 | 2005년 7월 1일
초판 3쇄 발행 | 2005년 10월 25일

지은이 | 유태종
펴낸이 | 양동현

펴낸곳 | 도서출판 아카데미북
출판등록 | 제13-493호
주소 | 서울 성북구 동소문동4가 124-2
대표전화 | 02) 927-2345 팩시밀리 | 02) 927-3199
이메일 | academy@academy-book.co.kr

ISBN | 89-5681-042-7 13570

잘못 만들어진 책은 구입한 곳에서 바꾸어 드립니다.
www.academy-book.co.kr

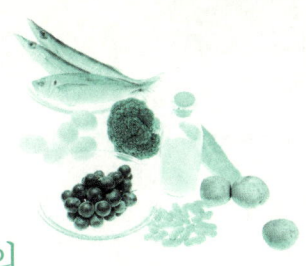

유태종 박사의
건강 장수법

식품영양학 박사 유태종 지음

아카데미북

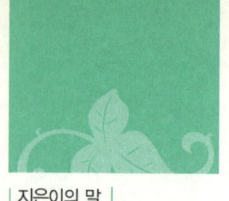

| 지은이의 말 |

수명 연장에서 사는 보람으로

　행복의 기본은 건강이므로, 건강은 건강할 때 지키라는 말이 있다.

　건강의 기본 요소는 균형식, 적당한 운동, 충분한 휴식, 스트레스 해소 등으로 정리할 수 있는데, 현대인들은 이 네 가지 요소를 제대로 실천하지 못하고 있다. 반면에 장수촌 사람들은 그곳 환경과 주어진 여건 등에 맞춰 자연스럽게 실천하며 살고 있다. 그들의 자연스런 삶은 우리에게 큰 교훈을 주고 있다.

　요즘은 모든 것이 각박하고 눈부시게 급변하고 있다. 또 정보화 시대라는 말에 걸맞게 정보의 홍수 속에서 헤매고 있다. 정보는 참으로 편리하고 우리에게 많은 혜택을 주지만, 때로는 잘못된 정보 때문에 돌이킬 수 없는 피해를 입는 경우가 많다.

　WHO(세계보건기구)에서는 건강을 '병이 없고 허약하지 않을 뿐만 아니라 육체적으로나 정신적으로는 물론, 사회적으로도 완전한 상태'라고 정의하고 있다. 즉 건강이란 몸과 마음이 함께 건강해야 한다는 것이고, 사회적 여건 및 사회와 개인간의 관계도 건전해야 함을 포함하고 있다.

　장수 문제는 이제 양(수명 연장)에서 질(사는 보람)로 바뀌어야 한다. 장수를 원하느냐, 천수(天壽)를 다하느냐가 그 문제를 단적으로 표현한다고 볼 수 있다.

다가올 미래는 질병 없는 사회가 되는 것이 아니라 난치병과 새로운 질병이 판을 치는 세상이 될 것이라고 걱정하는 견해가 결코 허황된 것은 아닌 것이다.

오래 사는 것도 중요하지만 사는 날까지 활동할 수 있도록 건강을 유지하는 것이 무엇보다 중요하다. 건강식이나 보양식을 찾아먹으려고 애쓰기보다는 여러 가지 식품의 특성을 잘 알고 골고루 섭취해 신체의 저항력을 높이는 것이 건강의 기본이다. 나의 건강 철학은 '평범하고 자연스러운 생활을 하는 것' 이다. 음식이든 운동이든 휴식이든 넘치거나 부족하지 않도록 하는 것이다.

이번에 이 책에서 엮은 것은 건강 장수를 위한 특별한 특종이 아니라 진리란 평범함 속에 있다는 것을 다시 한번 일깨워 주기 위한 경종으로 생각하면 될 것이다.

2005년 생명이 넘치는 여름을 맞으며

谷泉 유태종

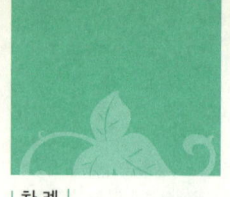

| 차 례 |

제1장
건강 장수를 위한 생활 지침

젊게 사는 비결은 늦어서 할 수 없다고 말하지 않는 것 _ 12
정년의 의미 _ 14
건강 회복을 굳게 믿는 사람은 치유되는 경우가 많다 _ 19
정신의 노화를 방지하는 길 _ 20
제철 식품이 보약 _ 25
소문난 불로 장수 식품 과신하면 병 _ 28
의사의 말, 100% 믿을 것은 못 된다 _ 30
호흡 건강법 _ 33
유산소 운동, 어떻게 할 것인가? _ 36
간(肝) 질환 _ 38
'병을 고치는 의학'에서 '건강을 지키는 의학'으로 _ 42
무조건 채식 삼가야 한다 _ 45
비만과 식사 횟수 _ 48
건강을 위한 1-4-8-10 운동 _ 51
건강 장수를 위한 유 박사의 식생활 지침 _ 53

| 유태종 박사의 건강 장수법 |

제2장
좋은 건강 습관 만들기

건강, 식생활에 달려 있다 _ 56

음식, 잘 먹는 법 _ 63

노인의 식생활, 특별할 필요 없다 _ 81

운동은 10년을 젊게 한다 _ 89

음식과 스포츠와의 관계 _ 97

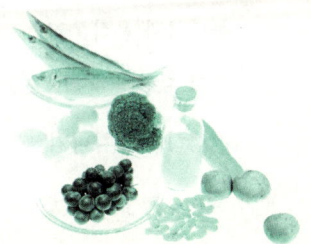

| 차례 |

제3장
질병을 예방하는 식생활

빈혈과 식이요법 _ 108

통풍과 식이요법 _ 126

당뇨병과 식이요법 _ 129

비만과 식이요법 _ 144

변비와 식이요법 _ 152

고혈압과 식이요법 _ 158

신장병과 식이요법 _ 169

만성 위염과 식이요법 _ 175

간장 보호를 위한 식이요법 _ 180

생활습관병과 식이섬유의 효능 _ 194

생활습관병을 예방하는 음식 _ 198

보기 좋게 날씬해지는 식이요법 _ 205

불면증과 음식 _ 212

음악 요법과 음식 _ 218

건강하게 여름나기 _ 224

제4장
생활 속의 건강 상식

웃으면 오래 산다 _ 232

생식만이 좋은 것인가 _ 234

채소 샐러드보다 익힌 채소가 좋다 _ 238

생활습관병에 좋은 야채 수프 _ 240

당질과 성격 _ 244

스트레스와 음식 _ 249

쓴맛의 영양 효과 _ 254

상추를 먹으면 졸린 이유 _ 256

술은 숙면에 도움이 되지 않는다 _ 258

카페인으로 인한 다양한 증상 _ 260

야채 · 과일의 농약을 제거하는 방법 _ 262

당신의 뇌 연령은? _ 265

우리가 잘못 알고 있는 건강 상식 _ 267

주목할 만한 건강 음식 – 마카 · 요구르트 _ 281

제1장

건강 장수를 위한
유 박사의 생활 지침

젊게 사는 비결은 늙어서 할 수 없다고 말하지 않는 것

흔히 '사람들은 무엇을 배워 보라고 하면, 겁부터 내고 설레설레 손을 내흔들고 만다. 그러나 이것은, '나는 늙어서 그런 것은 할 수가 없다'고 포기하기 때문이다. 실은 그렇지가 않다. 무엇이든 나이 때문에 할 수 없는 것은 없다. 세계적인 피아니스트로 이름을 날린 루빈스타인이 모차르트의 피아노 협주곡 음반을 낸 것은 70세가 넘어서였다. 어느 날, "이제 70세가 되었으니 모차르트의 협주곡 연주를 슬슬 시작해 볼까"라고 말했다고 한다. 결국 훌륭한 작품을 만들어 낸 것이다. 불세출의 명지휘자 카라얀도 그러한 인물 가운데 하나다.

최근에는 이런 일도 보도된 적이 있다. 100세인 1대, 70대인 2세, 그리고 30대인 3세 이렇게 3명이 알프스에서 스키로 활강에 성공했다고 한다. 동화 속에서나 있을 수 있는 일이 버젓이 벌어지고 있지 않은가.

고령인데도 새로운 일을 하면서 보람을 찾는 젊은 노인들이 의외로 많다. 국회 부의장과 문교부장관, 약사회장, 대한체육회장 등 많은 일을 하신 민관식 박사는 90에 가까운 연세에도 일주일에 두 번 정도 테니스를 하며, 매일 7km 가량을 걷는다고 한다. 완력도 대단하셔서 팔씨름을 하면 내가 질 정도다.

  소크라테스는 71세, 플라톤은 80세, 히포크라테스는 83세, 이희승 박사는 94세를 사셨다. 안호상 박사는 97세에도 젊은이 못지 않게 강연을 하셨다.

  물론 체력이 형편없는 사람이 새로운 도전을 한다고 힘든 스포츠를 시작한다는 것은 분명 무모한 일이다. 포기하지 않고 새롭게 도전하는 일이야말로 젊게 사는 비결이다.

정년의 의미

 정년이라는 말을 들으면 왠지 어깨가 처지고 섭섭한 생각이 드는 이가 많을 것이다. 그래서 직장 생활을 할 때는 활기차고 건강하다가도 정년이 된 뒤 갑자기 노쇠해서 건강을 잃는 경우를 흔히 보게 된다.
 실년(實年), 숙년(熟年), 실버라이프, 시니어라이프 등의 말을 실감하기 어렵다. 정년 후의 인생은 덤 또는 여생이라는 이미지가 강하기 때문이다. '인생 50' 이 시대의 생각이다. 한국인의 평균 수명이 1950년대에는 50대였으나 지금은 70을 넘어섰고, 앞으로 얼마 지나지 않아 80이 될 것이다. 이런 좋은 세상이 되었으니 직장을 그만둔다는 일이 섭섭하고 서운한 일이 아니라는 것을 알아야 한다. 정년 후에 자기 마음대로 살 수 있는 세월이 무려 20년이나 되는 것이다. 그래서 미국인들은 정년을 '행복한 은퇴(happy retirement)' 라고 한다. 행복한 제2의 인생이 기다리고 있다는 뜻이다.
 그런데 우리의 경우 대부분이 일에 쫓겨 살다 보니 정년 후의 인생 설계를 젊은 때에 미처 해 두지 못한다. 그러다 보니 활기를 잃은 충격을 이기지 못하고 갑자기 늙고 만다.

60은 끝(goal)이 아니라 시작(start)이다. 직장일 말고 자기가 하고 싶었던 일이 누구에게나 있는 법이다. 취미 생활도 스포츠 등을 비롯해 얼마든지 있다. 왕성한 호기심을 갖고 사는 것이야말로 젊게 사는 비결이다. 테마를 정하고 흥미를 갖기 시작하면 알고 싶고 조사하고 싶은 것이 많아져 시간이 부족해지게 마련이다.

정년 후 잃게 되는 일곱 가지에 대비하는 것이 새 인생을 충실하게 사는 비결이라고 주장하는 사람이 있다. 갑작스런 불안감을 떨치고 성취감을 얻을 수 있는 기쁨을 갖게 해 주는 일이 무엇보다도 중요하다.

정년, 일곱 가지와의 이별

정년 후 잃게 되는 첫 번째 것은 바로 매일 출근하던 직장이다. 인생의 대부분을 지내온 직장과의 이별은 자기 몸의 일부를 잃은 듯한 기분이 들게 한다.

다음으로 잃게 되는 것이 과장, 부장, 상무 등의 직함이다. 직함 덕분에 제법 여러 사람에게서 존경을 받아 왔으나 정년과 동시에 그야말로 '보통 사람'이 되고 만다.

세 번째는 돈과의 이별이다. 정기적으로 들어오던 급여는 물론 잡수입이 전혀 없고 빈약한 연금만 있을 뿐이다. 활동하는 데 큰 제약을 받게 된다.

네 번째는 가족과의 이별이다. 물론 정년에 맞추어 갑자기 일어나는 일은 아니지만 자녀들은 독립해 나가고 배우자를 잃기도 한다.

다섯 번째가 생생한 정보의 상실이다. 직장 생활을 할 때는 여러 사람과 만나 이야기를 함으로써 생생한 정보를 얻을 수 있었다. 정년 후에도 신문이나 TV를 통해서 시사 문제 등 정보를 얻을 수는 있으나 생생한 뉴스는 아닌 것이다.

다음이 인간관계에서의 유대감의 상실이다. 정년 후에도 직장 부하가 있고 거래처도 있으나 만나 봐야 흘러간 사람으로 취급되어 두 번 다시 만나지 않겠다고 화를 내기가 일쑤일 것이다. 친구들과도 차츰 멀어지게 되어 있다.

마지막 일곱 번째는 바로 건강과의 이별이다. 장수 경향에 따라 건강한 상태로 정년을 맞는 사람이 많아진 것이 사실이다. 물론 정년에 맞추어 건강을 상실하는 것은 아니지만 나이가 듦에 따라 신체 여기저기에 문제가 생기게 되어 있다. 그러다 보니 시간이 많은 정년을 맞으면 건강에 대한 불안이 커지는 것이다.

정년이란 이 일곱 가지와의 이별을 뜻한다.

일곱 가지를 얻을 수 있다

일곱 가지를 잃는 것도 사실이지만 생각하기에 따라서는 180도 달라질 수도 있다. 정년 후에 새로운 생활이 기다리고 있는 것을 생각하면, 이 일곱 가지의 상실은 새로운 일곱 가지를 얻을 수 있는 가능성으로 보아도 된다.

40, 50대는 정년이라는 끝(goal)을 향해 달리는 시기가 아니라 제2의 인생을 시작하기 위해 힘을 비축하는 시기인 것이다.

인생에 은퇴는 있을 수 없다. 즐거운 인생이 기다리고 있지 않은가. 정년 후엔 하루 24시간을 구속 없이 자기 마음대로 쓸 수 있다. 60이후의 인생을 실버(silver age)의 여생으로 보내느냐, 인생에서 가장 멋진 황금기(golden age)로 만드느냐 하는 것은 본인의 마음가짐에 달려 있다.

아름다움이나 즐거움 등의 감정을 느끼는 사람은 아직도 젊다

젊음이란 인생의 어느 시기가 아니라 마음에 달려 있다. 젊게 살려면 강한 의지력과 뛰어난 구상력, 불타는 정열이 필요하다. 편안하게 안주하려는 마음을 물리치고 항상 모험심이 넘쳐야 한다. 사람은 세월이 흘러서 늙는 것이 아니고, 이상을 상실했을 때 늙는 것이다. 그래서 어린 늙은이가 있는가 하면 나이 많은 젊은이가 있는 것이다.

　세월은 피부에 주름을 새기지만 정열의 소멸은 혼에 주름을 만든다. 근심, 걱정, 의심, 자기 불신, 공포, 절망 등이야말로 성장하려는 정신을 억누르는 원흉이다. 70세의 노인이든 15세의 소년이든 사람의 마음속에는 경이에 대한 동경과 별처럼 빛나는 진리에 대한 놀라움이 들어 있다. 불굴의 투지, 앞으로 닥쳐올 것에 대한 어린애와 같은 호기심, 인생의 기쁨이나 승리를 구하는 정신이 존재하는 것이다.

　이러한 마음을 갖는 신념에 비례하는 것이 젊음이고, 반대로 의욕 상실에 의해 사람은 늙게 된다. 자연과 인간 그리고 신으로부터 아름다움, 즐거움, 용기, 숭고함, 힘 등을 느끼고 있는 한 그 사람은 젊은이다. 모든 꿈을 상실하고 마음의 심지가 비관이라는 눈덩이와 냉소라는 얼음에 덮이면 그 사람은 늙게 되어 있다. 마음먹기에 달려 있다는 표현이 참으로 적절한 것이다. 즉 긍정적인 사고가 가장 중요한데, 이것은 모든 것을 선의로 해석하는 것이다. 남한테 사기를 당하면 사람을 골탕 먹여서는 안 된다는 것을 배웠다고 생각하면 되는 것이다.

　다음으로 자기 암시를 활용하는 것이 좋다. 사람의 뇌는 그 사람이 상상했던 상태가 현실화되었을 때와 같이 작용하는 성질을 가지고 있다. 무의식의 기억이 무의식으로 머리에 떠오를 때 사람은 그 상태를 현실로 변화시키게 된다.

건강 회복을 굳게 믿는 사람은 치유되는 경우가 많다

의식적으로 암시를 걸어서는 안 된다. 이렇게 되고 싶다는 의식 한편에 '그것은 무리다' 하는 생각이 무의식중에 떠오르기 때문이다. 뇌는 무의식적으로 떠올린 상태를 잘 포착한다. 그래서 그것은 무리한 일이 되고 만다.

자명종을 맞추어 놓고 몇 시에 꼭 일어나야지 하고 걱정하며 자는 사람일수록 일어나기 힘든 것과 같다. 반대의 자기 암시에 걸리기 때문이다. 자기 병은 곧 나으며 건강 회복을 굳게 믿는 사람은 바로 치유되는 일이 많다. 그만큼 마음가짐이 중요한 것이다.

그러한 소중한 몸가짐에 가장 큰 방해 요인이 되는 것은 바로 스트레스다. 스트레스 해소를 위한 방법이 있으므로 자기에게 잘 맞는 것을 골라 시도하는 것이 현명한 일이다.

정신의 노화를 방지하는 길

신체적 노화도 중요하지만 정신적인 노화는 더욱 중요하다. 정신적인 노화야말로 진정한 노화이기 때문이다. 어떤 방법으로든 노화는 막아야 한다.

75세 때의 맥아더 원수에게 어떤 이가 노익장을 과시하며 건강하게 사는 비결이 뭐냐고 물어보았더니 그는 "인생에 대해 참신한 호기심과 흥미를 지니고 언제나 새로운 것을 배우고자 할 때, 비록 피부에 주름살은 생길지라도 마음의 주름살은 생길 수 없다."고 대답했다고 한다. 틀림없는 말이다. 매일 소풍 떠나는 어린아이들처럼 기대에 부푼 생활을 하는 자에게 어찌 질병이 침범할 수 있겠는가?

운동의 참뜻은 정신의 노화 방지에 있다

운동의 중요성은 체력 단련에만 있는 것은 아니다. 운동은 자율 신경계의 긴장을 변화시키는 역할을 하기도 한다. 즉 운동은 전신의 일반적인 상태를 교감 신경계의 긴장으로부터 부교감 신경의 이완 상태로 변하게 한다. 따라서 사람은 의식적이든 그렇지 않든 가능하면 몸을 자주 움직여서 자율 신경계의 균형이 유지되도록 해야 한다.

또한 운동은 혈액 순환을 촉진하여 피부의 경화를 막아 줌으로써 피부에 주름살이 생기고 거칠어지는 것도 어느 정도 막아 준다.

그러나 중년 이후의 운동의 중요성은 그 무엇보다도 운동의 뇌신경에 대한 영향에 있다고 할 수 있다. 사람의 수명이 한도가 있는 이유 가운데 하나는 대치할 수 없는 뇌신경 세포가 노화되어 죽기 때문이다. 이 뇌신경세포는 적당한 자극에 의해 흥분되어야 한다. 만약 그렇지 못하면 뇌세포의 퇴화 속도는 더욱 가속화된다. 그러므로 뇌세포의 정상적인 기능을 유지하기 위해서도 운동은 필수적이다.

그러나 운동만으로 뇌세포의 퇴화를 방지할 수는 없다. 우리 신체의 건강을 위해 단백질과 같은 각종 영양소가 필요하듯이, 정신 건강을 위해서는 '즐거움, 희망, 웃음'이라는 영양소가 필요하다. 그러므로 중년 이후의 건강 관리를 위해서는 무엇보다도 가정과 사회 생활을 통한 따뜻한 정신적인 유대 관계를 유지하도록 해야 한다.

젊음은 투쟁해서 얻어지는 것이다

17세기 프랑스에 '랑꾸르' 라는 부인이 있었는데, 1709년 90세에 세상을 떠났다. 사람들은 70세의 부인을 30대로 보았다고 한다. 어떤 사람은 87세 때의 초상화를 보고 20대의 처녀로 착각하기도 했다고 한다. 당시의 국왕 루이 14세도 그녀의 밝고 발랄한 모습에 경탄했을 뿐 아니라 그녀의 건강 관리를 매일 관찰하도록 했다고 한다. 그런데 그녀에게 특별한 비결은 없었다. 다만 하루도 빼놓지 않고 목 근육과 얼굴을 마사지하더라는 것이다. 사소한 운동이 그녀를 그토록 젊게 해 주었던 것이다.

젊음은 아름다움이다. 아름다워지려면 젊어야만 할 것이다. 노화는 어느 누구도 피할 수 없는 현상이지만 노화의 속도까지 모두 같지는 않다. 진시황의 꿈은 이루어지지 않았지만 조로(早老)만은 방지하고 싶다는 꿈은 어느 정도 실현되고 있다.

옷차림, 행동, 기분 등을 조절해도 10년쯤은 더 젊어 보이게 할 수 있다. 그러나 그것은 어디까지나 위장에 불과할 뿐 그것 자체만으로 진정한 건강이라고 할 수는 없다. 아무리 외견상으로는 튼튼해 보여도 내부 장기나 정신이 병들어 있다면 외견은 헛된 것이다. 그러므로 진정한 건강은 일상생활, 즉 직장 생활·식생활·가정생활·성생활 등 모든 면에서 세심한 주의와 노력을 기울여야 얻어질 수 있다.

젊음과 건강은 투쟁해서 얻어지는 것이지 우연히 얻어지는 것이 아니다.

10년쯤 젊어지고 싶습니까?

활동하는 힘의 원천은 근육이나 혈관이 수축하는 힘에 있다. 근육은 탄력을 지니고 있어서 수축과 이완이 자유로우며, 이로 인해 뼈도 움직이게 된다. 그러나 만약 이러한 근육과 혈관, 힘줄 등이 너무 오랫동안 수축 상태에 머물러 굳게 되면 피가 돌기 어려워진다. 피가 돌기 어려워지면 영양분과 산소 공급이 불충분해지고 노폐물이 쌓여 결국엔 아주 경화되게 된다. 바로 이것이 노화의 한 과정이다.

젊어서도 중요하지만 중년 이후부터 운동이 더욱 중요한 문제로 대두되는 것은 바로 이러한 노화 현상 때문이다. 운동은 혈액 순환을 좋게 하고, 근육에 탄력성을 주어 신체의 노화를 방지해 준다.

운동은 우선 경화증을 막아 준다. 런던의 2층 시내버스 운전기사와 차장(모두 남성)을 대상으로 시행한 건강 검진 결과를 보면 차장보다는 운전기사가 동맥 경화 비율이 압도적으로 높았다. 운전기사는 운전석에 앉아서 운전만 하는 데 비해 차장은 차표를 끊느라 차안을 걸어다니기 때문이라는 것이다. 운동이 근육의 노쇠를 방지하여 체력 감소를 방지한다는 사실은 이미 잘 알려져 있다.

일본에서의 조사에 의하면, 여성의 경우 운동하지 않는 30~34세의 체력이 운동을 하는 35~42세의 체력과 맞먹는다고 한다. 남성의 경우는 더욱 심하다. 운동을 하지 않으면 30~34세에 벌써 40~44세의 체력으로 떨어지기 때문이다. 다시 말하면 운동을 하지 않으면 남성은 10년, 여성은 5년 더 빨리 늙는다고 할 수 있다.

제철 식품이 보약

체질을 지나치게 따지다 보면 편식하기 쉽다

요즘 우리나라에서 바람을 일으키고 있는 것이 바로 자기 체질에 맞는 음식을 먹어야 건강해진다는 주장이다. 자기 체질에 맞는 식품을 알아내는 방법 또한 재미있다. 손가락 두 개를 연결한 다음, 한쪽 손바닥에 오이나 당근 등을 올려놓고 판별한다는 것이다. 이 방법을 흔히 O링 테스트라고 한다. 손가락이 떨어지기도 하고 붙기도 하므로 아주 신기해하고 있다.

이 O링 테스트를 처음에 알아낸 것은 일본 사람이다. 그런데 O링 테스트를 해서 자기 체질에 맞는 식품만을 골라서 먹는다고 해서 과연 질병을 물리칠 수 있을까?

이것은 결코 옳은 식생활이 아니다. 사람은 누구나 체질에 상관없이 필요로 하는 영양소에는 큰 차이가 없다.

이런 말을 하면 나를 이단시한다. 당신은 우리나라의 사상 의학을 무시하는 것이냐고 공격해 온다. 나는 결코 우리의 사상의학을 무시하지 않는다. 그것을 따지기에 앞서 짚고 넘어가야 할 일이 하나 있다. 의술의 첫번째 목적이 환자를 치료하는 데 있다는 것을 부정할 사람은 없을 것이다. 환자를 치료하는 방법은 서양의학, 동양의학 등 다양하다. 환자를 치료하는 방법의 하나로 체질을 따지고 투약하고 치료하는 것은 훌륭한 치료법이 될 수 있다. 그러나 건강한 사람에게 체질 따라 음식을 가려먹으라는 것은 편식을 조장하는 잘못된 것임을 알아야 한다. 편식을 하면 절대로 건강을 유지할 수 없기 때문이다.

사람에게는 5대 영양소 외에도 물과 공기가 필요하다. 모두 합쳐 보면 50가지에 이르는데 이 50가지를 모두 갖추고 있는 식품은 지구상에 존재하지 않는다.

제철에 나는 식품이 보약

사람들은 몸에 좋은 음식이 있으면 편식을 하는 경향이 있다. 그러나 이는 잘못된 것이다. 가급적 여러 가지 식품을 고루 섭취하는 것이 좋으며, 제철 음식과 과일을 골고루 먹되 소식하는 것이 중요하다. 중년기 이후의 폭음과 과식은 몸에 몹시 해롭다. 칼로리를 줄여야 하는 이유는 근육의 축소와 정체 등 노화에 보조를 맞추어야 하기 때문이다. 30세 때의 식사 칼로리를 100이라 한다면 70세 때는

70으로 줄이는 것이 이상적이라는 것이다.

대개 장수촌 사람들은 강장 보양식을 먹지 않아도 오래 건강하게 사는데 왜 그럴까? 이를 알기 위해서는 그들의 식생활을 눈여겨 볼 필요가 있다.

한 가지 예로 코카서스 지방의 장수자들은 그곳에서 나는 제철 음식을 다양하게 먹고, 광천수를 식수로 사용하며, 요쿠르트 등 각종 발효유 섭취가 많다. 아침 식사는 반드시 하며, 점심은 여러 재료를 이용한 메뉴를, 저녁은 아주 가볍게 먹는 것이 습관이 되어 있다. 다른 지방의 장수자들도 생활 습관이 이와 비슷하다.

우리의 전통 음식인 김치도 좋은 건강 식품이다. 김치에는 온갖 양념과 젓갈 등의 생선류가 들어 있어 자연스럽게 여러 가지 영양분을 공급해 주고, 게다가 발효 식품이다. 발효 식품은 장수의 비결로 알려지고 있다. 또한 항암 효과가 뛰어나고, 최근에 큰 문제가 되었던 사스(sars)도 물리친다고 해서 화제가 되고 있다. 다만 너무 짜지 않게 먹는 것이 바람직하다.

소문난 불로 장수 식품 과신하면 병

　이른바 불로 장수 식품을 가장 많이 먹은 사람은 진시황일 것이다. 중국 요리를 보면 제비집 요리, 상어 지느러미 요리, 곰 발바닥 요리, 원숭이 골 요리, 모기 눈알 요리에 이르기까지 참으로 다양하다. 이렇게 맛있고 좋은 음식을 많이 먹은 진시황은 무병장수했어야 옳을 일이다. 그러나 그는 50고개를 넘기지 못하고 49세에 세상을 하직하고 말았다.

　지금 한국인의 평균 수명은 무려 70을 웃돌고 있다. 얼마나 자랑스러운 일인가. 그러나 실은 자랑거리가 못된다고 볼 수 있다. 두 가지 면에서 그렇다.

　첫째는 50고개를 넘기기 전에 쓰러지는 남성의 비율이 세계 제일을 기록하고 있다. 그 사망 원인은 암, 순환기계 질환, 간장 질환, 당뇨병 등 이른바 생활습관병으로 알려져 있다. 한국인의 건강은 질에 있어 문제가 많다는 것이다.

　둘째는 일본과의 비교다. 1930년대의 평균 수명을 보면 일본과 한국이 거의 같은 45세이다. 그런데 오늘날엔 놀랍게도 일본의 평균 수명이 80을 넘겨 세계 제일이다.

한국인과 일본인의 식생활을 비교해 보면 매우 흥미 있다. 한국인은 웅담, 녹용, 보신탕 등 유별난 것을 좋아하므로 당연히 일본을 앞서야 할 것이다. 그런데 결과는 정반대다. 일본이 세계 제일의 장수를 누리게 된 배경은 식생활을 개선해서 편식을 하지 않고, 균형식을 했기 때문이다. 그들은 잘살게 되면서 학교 급식을 비롯해서 균형식 운동을 활발히 전개해 왔던 것이다.

한국은 어떠한가? 여유가 생기면서 보신 식품에 대한 관심이 고조되어, 토룡, 장어, 자라, 개, 개구리, 뱀 등이 강장·강정 식품으로 자리를 굳혀 왔다. 한편으로는 채식과 생식이 건강식으로 큰 대접을 받기에 이르렀다. 이러한 강정 식품이나 채식 위주의 식생활만큼 심한 편식이 없다는 것을 모르고 있는 것이다.

의사의 말, 100% 믿을 것은 못 된다

내가 고려대학에서 정년을 맞은 것이 1989년이다. 정년 후에도 계속 바빠서 학교에 있을 때보다 더 자유 시간이 없었다. 그렇게 일 년 정도 지났는데 발바닥이 심하지는 않으나 불쾌하게 저리는 것이었다. 그래서 그때까지 가지 않았던 병원을 찾게 되었다. 한의원에서 침도 맞았지만 별 효과가 없어서 대학 병원에 가서 대대적인 종합 검사를 시작했다. 내과, 외과 등을 거쳐도 그 이유를 찾지 못해 정형외과에서 진찰을 받게 되었다.

X-선까지 촬영한 뒤 과장 선생을 면담하여 얻은 결론은 아주 비관적이었다. 척추 사진 앞에서 나는 초라하기까지 했다. 사진에 나타난 척추 모양을 보니 토막토막의 네 모서리가 모두 뚜렷하지 않고 몇 개는 정상이나 몇 개는 갓이 둥글게 마모되어 있는 것이다. 선생은 그것을 지적하면서 비유해서 설명해 주셨다.

"쇠망치가 있다고 합시다. 이것이 새것이었을 때는 모서리 각이 제대로 서 있겠지요. 그런데 수십 년 간 사용했다면 쇠의 끝 부분이

닳고 밀려서 이 사진의 등뼈 모양이 되겠지요."

그래서 내가 질문을 했다.

"어떻게 하면 좋을까요?"

그 대답이 걸작이다.

"답답하십니다. 아니 이 망가진 쇠망치를 어떻게 새것으로 되돌릴 수 있겠어요."

실망한 내가 또 질문을 했다.

"방법이 없을까요?"

"하는 수 없지요. 운동을 일체 하지 말고 조용히 지내십시오."

내가 말했다.

"조금씩은 운동을 하는 것이 좋지 않을까요?"

그러나 그의 대답은 차다.

"아니요. 조용히 지내셔야지 운동을 하면 증세가 더 악화됩니다."

나는 완전히 사형 선고를 받은 격이 되고 말았다. 그 좋아하던 테니스는 말할 것도 없고 골프나 산행과도 인연을 끊을 수밖에 없단다. 오호, 통재라!

집에 와서 생각해 보니 참으로 비통했다. 생각을 거듭한 끝에 나는 의사의 말을 무시하고 없던 것으로 하기로 했다. 당장 이전과 다름없는 생활을 했고, 운동도 여전히 했다. 그로부터 14년의 세월이 흘렀다. 의사 선생의 말을 믿고 생활했다면 나는 어떻게 되었을까? 어쩌면 지금 이 세상 사람이 아닐 것이다.

지금 나는 산책도 하고, 이따금 친구들과 골프도 한다. 그런가 하면 매일 수영을 1시간 이상 하고 있는데 그 거리가 3km 이상이다. 아침에는 월드컵공원을 산책하거나 우장산에도 오른다. 초청 강연도 하고 세미나도 개최하고 있다. 여행을 즐기기 때문에 한 달이면 2~3회의 해외 여행도 한다. 그렇다고 발바닥이 나은 것은 아니다. 통증을 잊고 되도록 즐겁게 살 궁리를 하며 지낸다. 그래서 저녁 식사 후에는 노래방에 가서 1시간 가량 흘러간 노래도 부른다. 식사는 여러 사람과 천천히 즐거운 대화를 나누면서 한다. 나는 지금 노인 홈에서 살고 있다. 우리 식탁에 동참하려면 재미있는 이야기를 준비해야 한다.

특히 눈여겨 봐야 할 것은 허리 통증이다. 6년 전 여의도에 살 때의 일이다. 새벽에 여의도 공원 산책을 하는데, 난데없이 한 주부가 자전거로 내 뒤를 들이받았다. 상당히 아팠지만 참고 그냥 넘어갔는데 며칠 뒤부터 왼쪽 허리가 아프기 시작했다. 그래서 물리 치료실에 다니기 시작, 그 뒤로 시간이 날 때마다 물리 치료실에 다니는 것이 일과가 되었다. 여의도에서 이곳 노인 홈으로 이사를 와서도 시간을 내서 물리 치료를 받았다. 그런데 이곳 생활을 하면서부터 나도 모르는 사이에 요통이 없어졌다. 무슨 조화일까? 나는 지금 그런 일이 있었는가 할 정도로 건강하게 살고 있다. 아마도 운동의 효과가 아닌가 생각하고 있다.

물론 내 생각과 생활이 모두 옳은 것은 아니다. 그러나 보람 있고 건강한 여생을 보내자는 데 이견을 가진 분은 없을 줄 안다.

호흡 건강법

　당신의 건강법은 무엇입니까?라는 질문을 받으면 계단을 걸어서 오르내리는 것이라고 대답하는 사람이 많아졌다. 예전에 비해 걷는 일이 적어진 현대인들이 다리나 허리가 허약해지는 것을 막기 위해서는 계단을 오르내리는 것이 가장 간단하고 편리한 방법이다.

　계단을 오르내리는 일은 몸을 단련해 줄 뿐 아니라 건강 체크, 특히 심폐 기능을 알 수 있는 가장 좋은 방법도 되는 것이다. 계단을 오르면 숨이 차고, 조금 많이 걷거나 무거운 짐을 들면 숨이 거칠어지는 것은 평소 운동이 부족하거나 살이 쪄 비만에서 오는 심폐 기능의 저하 때문에 생기는 현상이다.

　심폐 기능이 저하되면 일상생활에서 지구력이 떨어질 뿐만 아니라 여러 가지 질병을 유발하기 쉽다. 한국 3대 사망 질환의 하나인 심장병도 그 가운데 하나다. 숨쉬기가 어려워진다는 것은 운동에 의해서 몸이 필요로 하는 산소의 수요에 폐나 심장의 기능이 뒤따르지 못하는 상태, 즉 심폐 기능이 저하되는 데서 비롯되는 경우가 많다.

　그러면 심폐 기능을 강화하기 위해서는 어떻게 하는 것이 좋을까? 평소 적당한 운동을 하는 것이 답이 될 것이다. 그런데 이 운동에는 크게 두 가지가 있다. 하나는 무산소 운동이고 다른 하나는 유산소 운동이다. 무산소 운동은 100m 달리기나 역도처럼 단시간 또는 순간적으로 폭발적인 힘을 내는 운동으로, 호흡만으로는 몸이 필요로 하는 산소가 공급되지 않는다. 그래서 근육 중의 ATP(근육 수축의 동력원)나 유산 등 물질이 에너지원으로 관여하는 것이다.

　한편 유산소 운동은 마라톤이나 에어로빅 댄스, 수영 등 지속적으로 힘을 내는 운동이므로 운동에 필요한 산소를 호흡으로 공급할 수 있는데, 여기에는 글리코겐이라는 물질이 많이 관여한다. 무산소 운동은 운동에 필요한 산소를 호흡으로 공급할 수 없어 운동 후의 호흡으로 빚진 산소를 갚는 것이다.

　그러므로 제아무리 무산소 운동을 많이 해도 심장이나 폐의 능력을 높일 수는 없다. 그러나 유산소 운동의 경우 운동 중에 필요한 산소를 모두 호흡으로 공급하고 심장과 폐가 활발히 움직여야 하기 때문에 심장과 폐의 기능을 높일 수 있는 것이다. 그렇다고 해도 마라톤이나 수영은 엄두가 나지 않는다는 사람도 있게 마련이다. 그런 사람들을 위해 권장할 수 있는 것이 4보1호흡(四步一呼吸)의 걸음걸이다. 이 방법은 다음과 같이 하면 된다.

　먼저 호흡은 산소 흡입이 쉬운 복식 호흡을 한다. 첫 번째와 두 번째 걸음에서는 숨을 안으로 쉬고, 세 번째와 네 번째 걸음에서는 숨을 내뱉는다. 네 걸음을 걸으면서 호흡을 한 번 하는 것이다. 이 호흡이 좋은 것은 산소 섭취량이 훨씬 많기 때문이다. 다른 호흡법은 3,000ml에 못 미치는 데 반해 이 4보1호흡법은 3,000ml를 훨씬 웃돈다. 또다른 실험 결과를 보면 지구력도 4보1호흡법이 단연 뛰어난 것으로 나타나 있다. 지구력은 근육에 계속해서 충분한 산소를 공급하는 능력을 뜻한다.

유산소 운동, 어떻게 할 것인가?

일반적으로 이상적인 유산소 운동을 계속하는 하나의 기준으로 다음의 공식을 이용하는 것이 좋다.

180-나이=심박수. 가령 55세의 사람이면 180-55=125가 나오는데, 이는 1분간 125회가 이상적인 심박수라는 의미다.

이 심박수가 넘는 운동을 하게 되면 숨쉬는 일에 생각이 집중되어서 4보1호흡의 리듬이 깨어지고 만다. 그러나 자신의 심박수를 유지하고 내뱉는 숨에 의식을 집중하면 4보1호흡의 리듬이 깨지지 않고 오랫동안 유효한 유산소 운동을 할 수 있다.

주변을 살펴보면 특별한 질병이 없는데도 쉽게 피로해지고 스태미나가 없는, 이른바 반건강 상태의 사람이 의외로 많다. 그 원인은 스트레스·피로·위장 쇠약·운동 부족 등 여러 가지인데, 이들을 해소하고 건강 증진을 할 수 있는 열쇠는 바로 산소라고 할 수 있다.

에어로빅스라는 말은 유산소 운동 즉 산소를 많이 체내에 받아들이는 운동을 뜻한다. 이 에어로빅스가 건강에 미치는 영향이 매우 큰 이유는 혈액의 흐름을 향상시켜 주기 때문이다. 혈액 순환이 좋아지면 체조직의 물질대사가 잘 이루어져 내장을 비롯한 근육이나 뼈에도 좋은 영향을 미친다. 산소를 충분히 흡수하면 기분이 안정되고 스트레스가 해소되어 피로를 물리칠 수 있는 것이다.

그런 면에서 건강 유지의 중요한 열쇠를 쥐고 있는 것이 에어로빅스라고 해도 지나친 말이 아닐 것이다. 에어로빅스라면 대개 조깅·에어로빅댄스·수영 등을 연상하게 되는데, 생활하면서 손쉽게 할 수 있는 방법을 찾는 것도 현명한 방법이다.

가장 쉬우면서 자연스러운 행동이 바로 걷는 일이다. 걷는 일이야말로 산소를 체내에 받아들이는 효율을 높이는 보행법으로 보폭을 넓혀 조금 빨리 걷는 것이 좋다고 할 수 있다. 보통 보폭은 50~60㎝인데 조금 더 넓혀 빨리 걸으면 운동량이 훨씬 많아지고 하반신의 근육이 강화되어 좋다. 언제 어느 곳에서나 산소를 많이 흡입하는 습관을 몸에 익히는 것이야말로 건강 증진의 지름길이다.

간(肝) 질환

우리가 먹는 모든 음식은 그 성분이 좋은 것이든 나쁜 것이든 반드시 간을 통하게 되어 있다. 좋은 영양소는 간을 거쳐 필요한 곳에 보내지고, 유해 성분은 우선 간에서 해독 분해 과정을 거치게 된다.

간장의 기능은 수백 가지가 넘는데 유독 성분으로부터 인체를 보호하기 위해 해독 작용을 한다. 한때 유행한 쇠뜨기도 그러한 예에 속하는 것이다. 난치병을 고치는 데 특효라는 쇠뜨기를 다량 섭취한 사람이 질병을 고치기는커녕 오히려 간경화증에 걸려 입원한 사람이 많아졌다는 충격적인 보도가 바로 그것을 웅변해 주고 있는 것이다.

건강한 간장이 미량의 유해 성분을 맞아 처음에는 해독을 잘하게 된다. 그러나 매일 이러한 시달림을 받으면 과로하게 되어 탄력이 좋았던 간장에 지방이 쌓여 지방간이 되고 만다. 지방간이 되면 간장의 능력은 급격히 떨어지는데, 문제는 아프다거나 황달 등의 직접적인 자각 증세가 전혀 없다는 것이다.

그래서 사람들은 자기도 모르게 간의 시달림을 가중시키게 된다. 농약·식품 첨가물·부패 성분·알코올 등이 바로 그러한 종류에 속한다. 시달림에 지친 간은 지방간을 거쳐 결국 간경화증으로 발전하고 만다. 지방간을 미리 알고 식이요법을 적절히 하면 회복이 가능하나 간경화증이 되면 여간해서 원상으로 되돌리기가 어렵다.

쇠뜨기의 성분이나 감자의 솔라닌도 마찬가지로 간장에 큰 부담을 준다. 우리나라 간경화증 비율이 세계 최고라고 하는 보도는 결국 잘못된 식생활에 기인하는 것으로 보아야 할 것이다. 그런데 그런 것을 좋다고 주장하는 사람들은 대개 중병 환자 중에서 효과를 본 실례를 들고 나온다. 언뜻 보기에 타당성이 있는 것 같으나 냉철히 생각해 보면 그렇지가 못한 것이다.

대사성 질환에 걸려 신체 기능에 이상이 있거나 녹이 슬어 문제가 생긴 사람이 유독 성분을 먹으면 간에서 해독되지 못한 일부는 혈액을 통해 순환하게 될 것이다. 그 유독 성분이 장애가 생긴 곳에 접촉되면 자극을 받아 일시적으로 대사가 호전될 수도 있다. 그러나 이것은 일시적인 현상일 뿐 근본적인 치유책은 되지 못한다.

그 성분이 전신을 순환할 정도의 양이면 간장에 과도한 부담을 주어 얼마 지나지 않아 간경화증이 되는 경우가 많은 것이다. '독으로 병을 고친다'는 말이 예부터 전해졌으나 독은 간을 비롯한 신체 기관에 무리를 주어 부작용도 크다는 것을 알아야 한다.

그런 면에서 감자는 날 것으로 먹기보다는 익혀 먹는 것이 옳다. 식품이 가지고 있는 특성에 따라 생식도 하고 익혀 먹는 방법을 연구하고 판단하는 것이 식품학과 조리 과학에서 하는 일이다. 건강한 사람이 옳지 못한 식생활로 건강을 상실해서는 안 될 것이다.

우리 몸의 건강 바로미터인 간(肝). 과도한 스트레스에 시달리는 현대인에게 간 질환은 주요 사망 원인 가운데 하나다. 간은 신체의 모든 생명 활동을 주관하는 곳으로, 대사 · 해독 · 순환 조절 등의 기능을 한다.

간은 인체에서 가장 큰 장기로, 무게가 1.2~1.5kg 정도에 달한다. 흡수된 영양소를 신체의 요구에 맞추어 필요한 물질이나 영양소로 가공 · 처리한다. 빠른 재생력 때문에 '화학 공장', '저장고', '침묵의 장기'라는 별명도 갖고 있다. 우리가 섭취한 음식물을 분해하여 몸에 필요한 영양소로 저장하며, 필요에 따라 몸의 각 기관에 운반한다. 또한 몸에서 필요로 하는 중요 단백질이나 화합물들을 합성한다. 몸에 축적된 해로운 물질들을 해독하고 체내 호르몬 균형을 유지하고 비타민, 철분 등을 저장한다.

간 질환은 만성 간염에서 간병변증에 이르기까지 종류가 다양하고, 증상 또한 전혀 없는 경우에서부터 심한 경우에까지 이른다.

간 질환의 증상으로는 피로 · 전신 쇠약감 · 구토 · 식욕 감퇴 · 체중 감소 · 복통 · 황달 · 복부 팽만 · 부종 · 성욕 감퇴나 성기능 장애 등이 있다. 가장 흔한 질환으로 만성 간염, 간경변증, 간암 등이 있다. 만성 간염은 간의 염증 및 간세포 괴사가 6개월 이상 지속되는 상태를 말한다. 간염 바이러스, 알코올, 약물, 자가 면역, 대사(代

謝) 질환 등 여러 가지 다양한 원인들에 의해서 초래된다. 현재까지 알려진 간염 바이러스는 A형, B형, C형, D형, E형, G형 등으로, 우리나라에서 주로 문제가 되는 것은 A형, B형, C형이며, 이중 만성 간 질환을 유발할 수 있는 것은 B형과 C형이다.

간 질환은 종류가 많으며, 원인과 증상에 따라 식사의 종류도 다르다. 따라서 자신의 병력에 적합한 식사를 해야 한다. 간 질환의 일반적인 식사 원칙으로는 먼저 충분한 단백질을 섭취해야 한다. 다음으로는 충분한 열량 및 적정량의 지방 그리고 비타민과 무기질의 섭취가 필요하다. 지방간의 경우 비만한 사람은 당질과 지방을 제한해야 하고, 간경변 상태에서 복수와 부종이 있을 때는 염분을 제한해야 한다.

피해야 할 식품으로는 소금을 첨가한 식품(햄, 베이컨, 소시지)과 술, 고지방 어육류(생선 통조림), 지방을 많이 함유한 식품(튀김류) 등이 있다.

먹을 수 있는 식품으로는 곡류(밥, 빵, 국수, 감자)와 우유류(우유, 요쿠르트, 두유) 기름류(버터, 마요네즈, 샐러드유), 어육류(흰살 생선, 닭가슴살, 계란 흰자, 콩제품, 두부), 당분류(설탕, 사탕, 꿀, 잼), 신선한 과일, 채소, 해조류 등이 있다.

현대인은 술, 담배 등으로 간을 혹사하고 있다. 또한 번번한 접촉으로 각종 간염 바이러스에 노출되어 있다. 건강한 삶을 꿈꾸는 사람이라면 인내의 장기, 간을 보호하기 위한 노력이 필요하다. 건강은 관리하는 자의 것이다.

'병을 고치는 의학'에서
'건강을 지키는 의학'으로

"서기 2000년까지 모든 사람들에게 건강을!"

이러한 슬로건을 낸 알마·아타 선언이 134개국 대표에 의해 유엔에서 가결되었다. 이 순간 인류 사회는 21세기를 향해서 '질병 없는 세계'의 실현을 위해 역사적 첫걸음을 내디딘 것이다.

이 선언문과 함께 이 사업을 달성하기 위해 구체적 정책(푸라이마리 헬스·케어)을 표시한 22개 항목의 권고가 세계 각국 정부에 발송되었다.

이 긴급 권고의 기본은 종전의 의료 일변도(질병의 치료·예방)의 보건 정책을, 앞으로는 질병에 걸리지 않기 위한 '건강 가꾸기' 정책으로 바꾸도록 하자는 것이다. 즉 '병을 고치는 의학'에서 '건강을 가꾸는' 의학으로 방향을 전환하자는 것이다.

유엔이 내세운 질병 없는 세계를 실현하자면 지구상에 존재하는 상반되는 원인의 두 가지 극단적인 병고를 해결해야 한다.

하나는 가난한 개발 도상 국가들을 위협하고 있는 굶주림(영양실조)이 가져오는 문제의 해결이고, 또다른 하나는 풍요로운 선진국에 많은 포식(영양 과다)이 초래한 문명병에 대한 대책이다.

이 웃지 못할 희비극은 모두 극단적인 음식의 편파성 때문에 생겨난 고민이다. 세계 인구의 약 80%가 개발도상국에 사는 사람들인데, 그중 절반 정도가 영양실조로 고생하고 있으며, 4억에 이르는 어린이가 먹을 것을 찾는 생지옥이 연출되고 있다.

이러한 참상을 보면 정치·경제 문제와 결부시켜 유엔의 슬로건이 개발 도상국용의 긴급 대책이고, 선진국에서는 이미 옛날에 해결된 문제로 오해되기 쉽다.

유엔의 세계보건기구(WHO)는 2차 대전 직후 황폐한 세상과 심각한 식량난 속에 만연하기 시작한 전염병 대책을 위한 국제 기관으로 발족되었다. 그 당시에는 전염병이 인류의 생존을 위협하는 가장 큰 적으로 생각되었고, 전염병을 퇴치하면 인류 사회에서 질병은 없어지리라는 안이한 생각이 지배적이었다.

건강 가꾸기의 기본은 식사 지침 활용에 있다

오늘날 영양 개선으로 청소년의 체위가 향상되었다고는 하지만 체질이나 면역력은 떨어지고 있으며, 알레르기를 비롯해 청소년성 노화 현상이나 심신증(心身症) 등 만성병은 증가하고 있다.

그러나 이런 것에 대처하는 방법은 현대 의학에서는 찾을 수가 없다. 체위 향상과 체질 저하에는 서로 반대되는 상반성이 있다고 생각된다.

이와 같은 불투명한 상태에서 앞으로 문명 사회에 어떠한 질병이 기다리고 있을까.

평균 수명이 늘었다고는 하지만, 심장병·암·뇌졸중 등 이른바 생활습관병이 젊은 층에서도 많아지고 있고, 환자 역시 늘어만 가고 있다. 노인들의 경우에는 치매 환자가 큰 사회 문제화되고 있다.

이제 장수 문제는 양(수명 연장)에서 질(사는 보람)로 바뀌어야 하는 것이다. 장수를 원하느냐, 천수(天壽)를 다하느냐가 그 문제를 단적으로 표현하고 있다고 볼 수 있다.

21세기가 되면 질병 없는 사회가 되는 것이 아니라 난치병과 새로운 질병이 판을 치는 세계로 바뀌게 된다는 걱정이 결코 허황한 것이 아닌 것이다.

이러한 악의 사태를 피하려면 어떻게 해야 하는가. 그 해답으로 중론이 모아진 것이 알마·아타 선언이다. 질병 치료에서 건강 가꾸기로 방향을 조속히 바꾸는 것, 의약에 의존하지 말고 자기 건강은 스스로가 지키도록 한다는 것이다.

무조건 채식 삼가야 한다

이른바 세계 3대 장수촌으로 알려져 있는 곳의 장수자들의 식생활(食生活)을 보면 모든 동식물성 식품을 가리지 않고 먹고 있다. 동물성은 건강에 좋지 않고 식물성은 좋다는 식의 생각은 전혀 하지 않고 있는 것이다. 그런데 서구인이나 생활에 여유가 있는 현대인들은 동물성 식품은 문제가 많고 식물성 식품은 유익한 것이라는 편견을 가지고 있다.

이들의 대표적인 차이점은, 동물성 식품은 단백질의 함량이 많고 콜레스테롤을 많이 가지고 있다는 것이다. 동물성 식품을 많이 먹는 사람들이 심장병·고혈압·동맥 경화 등으로 시달리는 경우가 많아졌기 때문이다.

영양적인 면에서 보면 단백질은 함량보다 질이 더 중요하다. 즉 단백질을 구성하는 아미노산 성분에 좌우된다. 일반적으로 식품에 들어 있는 아미노산의 종류는 20종이다. 그중 사람이 스스로 만들지 못하는 8종을 필수 아미노산이라고 한다.

동물성 식품은 식물성 식품에 비해 필수 아미노산이 골고루 많이 들어 있다. 세포 구성을 하는 데 효율적이고 항체 형성에도 유효하다. 따라서 곡류를 많이 먹는 사람은 동물성 식품을 알맞게 먹어야 한다.

그런데 동물성 식품 특히 쇠고기와 같은 육류에는 콜레스테롤이 있다는 이유로 이들 식품의 섭취를 피하는 경향이 있다. 육류 중의 지방은 포화 지방이 주체이고, 이것이 동맥경화나 심근경색을 유발하는 것으로 알려졌기 때문이다.

그러나 같은 동물성이라도 물고기의 지방은 불포화 지방산이 주체이며, 특수 성분으로 에이코사 펜타엔산(EPA)이 들어 있어 주목되고 있다. 소나 돼지 등 육상 동물의 고기를 많이 먹는 사람의 혈액 중에는 아라키돈산이 많지만, 생선을 많이 먹는 사람의 혈액에는 EPA가 많다는 것이 밝혀졌다.

아라키돈산이나 EPA가 인체에 들어가면 프로스타글란딘이라는 물질이 만들어지는데, 프로스타글란딘은 종류가 많으며 주요 생리 작용은 혈관의 수축·확장, 기관지 근육의 수축과 이완, 위액 분비의 억제, 자궁 근육 수축, 수분 배설·혈소판 응집의 유도 또는 저해 등이다.

그런데 아라키돈산과 EPA에서 만들어진 프로스타글란딘은 혈소판 응집에 대한 정반대의 작용을 한다. 아라키돈산에서 만들어진 것은 응고시키지 않으려는 작용을 하는 것이다. 이 두 종류의 물질은 균형을 이루어 혈액 순환을 순조롭게 하고 가벼운 상처를 입었을 때 쉽게 아물게 한다.

　혈관벽이 노화하거나 약화되면 혈액의 응고 즉 혈전이 생기기 쉬워진다. 육류 위주의 식생활을 하게 되면 혈전이 생기기 쉬워지는 것은 당연한 일이다.

　한 가지에 치우치지 않는 식생활을 한다면 고기를 두려워할 까닭이 없다.

비만과 식사 횟수

살이 쪄서 고민하는 사람들이 많아졌다. 미국에서는 비만증인 사람은 장성(將星) 대상자에서 제외된다고 하며 보험 가입에도 문제가 있다고 한다.

체중이 1kg 늘면 그에 따라 혈관도 늘어나는데, 모세 혈관까지 합치면 3km 이상 증가한다고 한다. 그만큼 부양 가족이 늘어나게 되니 자연히 심장을 비롯한 여러 기관이 혹사당하는 것은 당연하다.

날씬해지려는 일념으로 거의 굶다시피 고생을 하며 지내는 여성도 있다고 한다.

한때 식사의 양을 대폭 줄이는 기아 요법(饑餓療法)에 가까운 감식 요법(減食療法)이 유행하여 1주일에 1kg이 줄었다느니, 2개월 만에 10kg이 줄었다느니 하면서 좋아하는 사람이 많았다. 그런데 이렇게 무리한 방법으로 감량을 하게 되면 얼굴이나 배·다리 등에 끼었던 군더더기 지방은 의외로 줄어들지 않고, 생리적으로 중요한 기관 즉 간장·신장 등이 쭈글쭈글해지는 일이 많다. 그래서 결국에는 빈혈·생리불순·간장 장애와 같은 돌이키기 어려운 건강 장애에 빠지게 되는 것이다. 이러한 사실은 미국의 군의관인 베로이트 박사의 실험으로 입증되었다.

그는 비만증인 군인들을 대상으로 기아 요법과 1,000kcal를 제한한 지방식(脂肪食)의 두 그룹으로 나누어 실험을 해 보았다. 두 그룹 모두 체중이 줄기는 하였다. 그런데 지방식 그룹은 군더더기 지방이 빠진 반면, 기아 요법을 받은 군인들은 주로 몸을 구성하는 단백질 즉 혈액이나 근육, 내장 등이 줄어들어 체중이 줄어든 것이다.

갑자기 식사의 양을 줄이게 되면 수명이 그만큼 단축되는 결과를 초래하고 마는 것이다. 식사 횟수를 줄인다고 해서 체중 감소의 효과를 거둘 수 있는 것도 아니다. 아침 식사나 점심 식사를 거르더라도 배가 고파 저녁 식사를 많이 한다든가, 자신도 모르는 사이에 간식을 먹는 일이 흔하기 때문이다.

식사 횟수를 줄이게 되면 도리어 살이 더 찌기 쉽다. 사람의 몸은 부족되는 영양을 조금이라도 저장해 두려는 비상 수단을 취하기 때문이다. 그 결과 적게 먹어도 체지방으로 쉽게 바뀌는 것이다. 오랫동안 식사 횟수를 줄인 동물을 조사해 보면 위나 장이 커지기도 하고, 소화액의 분비가 많아져 음식의 소화·흡수가 촉진되어 지방 축적이 잘된다는 사실이 밝혀지고 있다.

프라하영양연구소에서의 실험도 그것을 입증하고 있다. 같은 양을 적은 횟수로 먹은 경우보다 여러 번 나누어 먹은 쪽이 피하지방이 덜 붙고 체중 증가량도 적었다고 한다.

식사 횟수를 줄이면 줄일수록 체중이 증가하고 혈중 콜레스테롤 양도 많아졌다. 또한 하루의 식사 횟수가 적을수록 심장병 발생 빈도도 높았다. 식사 횟수를 줄이면 줄일수록 혈당치를 정상으로 유지하려는 힘이 떨어져 췌장의 기능이 약화되어 당뇨병에 잘 걸린다는 사실도 알려졌다.

요컨대, 식사 횟수를 무작정 줄이기보다는 하루 3회, 노인의 경우라면 그 이상으로 해서 매 끼 포식하지 않는 것이 비만 예방뿐 아니라 장수 비결이 되는 것이다.

건강을 위한 1-4-8-10 운동*

이른바 '이상구 신드롬'이라고 했던가, 한창 발육기에 있는 청소년이 우유와 고기를 기피하고, 신장병으로 입원 중인 환자가 영양사가 제공하는 식사를 외면한 채 물만 많이 마셔서 병세가 악화되는 등의 웃지 못할 일들이 벌어진 적이 있다.

한마디로 난센스다. 콜레스테롤 과다 섭취가 위험하므로 채소만 먹어야 한다느니 하는 말들은 동물성 식품을 지나치게 먹으면서 채소를 도외시하는 서양 사람들에게나 경고로 통할 얘기다.

기름기 있는 음식을 많이 먹으면서 그 '피해'를 거의 받지 않고 있는 중국인들의 식생활을 보자. 콜레스테롤이 들어 있는 육류나 해산물을 주로 먹으면서도 건강하고 장수하는 것은 각종 채소와 해산물, 버섯, 견과류 등을 잘 배합해 먹기 때문이다.

항간에 번지고 있는 기름기 기피증으로 식물성 지방마저 '못 먹을 음식'으로 푸대접을 받고 있는 모양인데, 이것은 터무니없는 이

---

* 1은 우유 1병, 4는 네 가지 채소, 8은 8시간 수면, 10은 소금의 양을 10g으로 제한하자는 뜻.

야기다.

　식물성 기름에는 콜레스테롤이 없을 뿐만 아니라, 콜레스테롤을 제거해 주는 필수 지방산이 함유되어 있으며, 체온 조절 등 신체 보호 작용을 향상시켜 준다. 즉 육류나 유제품 그 자체가 해로운 것이 아니라 그것만 집중적으로 먹을 때 여러 가지 폐단이 나타나는 것이다. 탄수화물 식품이나 채소만 집중적으로 먹어도 갖가지 폐단이 나타나기는 마찬가지다.

　옛날 한국 노인의 모습을 생각해 보라. 구부정한 등과 왜소한 체격은 단백질과 칼슘의 부족으로 뼈가 불완전한 발육을 했을 뿐만 아니라 쉽게 노화했기 때문에 나타나는 현상이었다. 그러므로 오히려 단백질 위주의 식단이 더욱 권장되어야 하겠다.

　운동이나 노동을 하거나 스트레스를 받게 되면 체내의 단백질 소모량이 크게 늘어난다. 따라서 박력 있고 긍정적인 삶을 살아가기 위해서는 양질의 단백질 섭취가 절대적이다.

　오늘날 세계 제일의 장수국이 된 일본에서 식생활 개선의 한 방편으로 펴나가고 있는 운동이 참고할 만하다. 즉 될 수 있는대로 여러 종류의 음식을 적당량 먹되 체중을 일정하게 유지하는 정도로 할 것, 건강을 위해 '1-4-8-10' 운동을 지킬 것 등이다.

건강 장수를 위한 유 박사의 식생활 지침

전 세계의 장수 지역을 돌아다니며 조사한 하버드 대학의 리프 교수는 "전 세계의 많은 장수자를 만났으나 뚱뚱한 장수자는 세계에서 겨우 한 사람밖에 만난 적이 없다. 이것은 예외 중의 예외였다."라고 기록하고 있다.

이들 장수자들의 식생활 지침을 참고하면 생활습관병 예방에 도움이 될 것이다.

1. 편식을 피하고 제철 식품을 골고루 먹는다.
2. 육류, 생선, 달걀이나 콩을 매일 알맞게 먹는다.
3. 채소를 되도록 많이 먹고, 과일도 곁들인다.
4. 지방질을 매일 조금씩 먹는다.
5. 미역, 다시마, 톳 등의 해조류를 자주 먹는다.
6. 우유를 매일 마신다.
7. 과식을 삼가고 천천히 즐겁게 먹는다.

당뇨병, 신장병, 동맥 경화증, 고혈압, 심장병 등은 식생활과 밀접한 관계가 있으며 불균형하게 이루어지는 장기적인 식생활은 이들 질병의 원인이 되는 것이다.

　성인병을 이기고 젊은이와 같은 생활을 하고 있는 장수자들에게는 100세 청년이라는 표현이 가장 어울린다. 호적상의 나이가 문제가 아니라는 것을 알아야 한다. 나이를 의식하지 말고 하루하루를 충실하게 사는 것이 건강 장수의 기본이다.

제2장

좋은 건강 습관 만들기

건강, 식생활에 달려 있다

40년 전만 해도 보리 이삭이 팰 무렵이 되면 식량이 떨어져 가난한 사람들은 끼니를 잇기가 어려웠다. 산이나 들에서 나물을 캐다가 곡식을 약간 넣고 물을 많이 부어 멀건 죽을 쑤어 먹으면서 보리가 날 때까지 근근이 연명한 이 시기를 '보릿고개' 라고 했다.

그러나 이제 보릿고개는 옛날 이야기가 되어 버렸고, 먹을 것이 풍부한 지금은 오히려 영양소의 과다 섭취가 문제되고 있다. 패스트푸드나 인스턴트 식품이 범람하면서 지방을 지나치게 많이 섭취하는 반면, 비타민·미네랄·칼슘 등 건강 유지에 꼭 필요한 영양소는 부족한, 영양의 불균형한 섭취가 문제되고 있는 것이다.

중국에는 옛날부터 '올바르게 식사를 하면 병들지 않는다. 병은 식사로 바로잡고, 그래도 낫지 않을 때는 약을 쓰면 된다' 고 하는 '의식동원(醫食同源)' 의 사고방식이 전해 오고 있다. 고대 그리스 의학의 시조인 히포크라테스 역시 '음식으로 고치지 못하는 병은 의사도 고치지 못한다' 고 했다. 이것만 보아도 동서양을 가리지 않고 옛날에는 음식으로 병을 고쳤다는 것을 알 수 있다.

인간의 신체와 영양 상태는 지난날의 식생활과 직결된다. 이를테면 태아의 건강은 어머니의 식생활 방식에 좌우되고, 학령기의 영양 상태는 영·유아기 때의 식생활과 연관된다. 따라서 임산부는 태아의 건강한 발육을 위해 양질의 단백질·칼슘·철분이 많이 함유된 음식물을 섭취해야 하고, 생후 6개월 이후의 영아기에는 이유식을 통해 모유에 부족한 철분·칼슘 등의 영양소를 공급해 주어야 한다.

만 1세부터 5세까지의 영·유아기 후반에는 심신의 큰 변화와 함께 두뇌 발육이 왕성해지므로 두뇌의 세포 성장을 돕는 단백질과 비타민, 지방 등의 영양소를 많이 섭취하도록 해야 한다.

학령기에는 골격과 근육이 성장하고 발육하는 시기이므로 신체 구성 성분과 활동에 필요한 양질의 단백질과 비타민, 당질, 무기질, 지방 등의 영양소를 충분히 공급해 주어야 한다.

청년기의 초반에는 성장 속도가 급속히 가속되는, 그래서 일생 중 가장 많은 영양을 필요로 하는 시기다. 따라서 끼니마다 영양분이 골고루 섭취되도록 균형 잡힌 식사를 생활화해야 한다. 특히 청년기 후반은 성장이 거의 끝난 시기이지만 신체 활동이 가장 왕성하기 때문에 끼니를 거르는 등의 불규칙한 식습관이 오래 지속되면, 결핵과 같은 질병이 발생할 우려가 있고, 신체 각 기관의 기능이 약화되기도 하므로 세심한 주의가 필요하다.

장년기에는 지나친 영양 섭취로 인한 비만이 가장 큰 문제다. 이 시기에는 소비 열량과 섭취 열량이 균형을 이룰 수 있도록 활동량이 많은 아침과 점심 식사를 위주로 하고, 저녁은 간단히 먹는다. 지방이 함유된 식품은 되도록 피하고, 단백질·무기질·비타민이 함유된 식품을 중심으로 영양을 섭취하는 것이 좋다.

노년기에는 노화를 막기 위해 과식을 금하고 곡류 섭취량을 줄이는 대신 단백질·철분·비타민 등이 들어 있는 고기의 근육 부분과 생선을 많이 섭취하는 것이 좋다.

다섯 가지 기초 식품군을 챙기자

균형 잡힌 식사는 사람이 건강을 유지하기 위해 실천해야 할 가장 기본적인 원칙이다. 이를 잘 이해한다는 것은 그만큼 건강에 도움이 된다는 것을 뜻한다.

건강을 유지하기 위해서는 몸속의 에너지가 충분히, 그리고 지속적으로 공급되어야 한다. 탄수화물·지방·단백질 등이 바로 그것으로, 이들 영양소는 우리가 활동하는 데 필요한 에너지를 만들어 낸다. 그런데 문제는, 우리가 필요로 하는 모든 영양소를 포함하고 있는 단일 식품은 없다는 것이다. 따라서 여러 가지 식품을 골고루 섭취해야만 한다. 우리나라에서는 편의를 위해 식품을 영양소 조성이 비슷한 것끼리 모아 다섯 가지 기초 식품군으로 나누고, 이들을 매일 식사에 포함시켜 먹도록 권장해 필요한 영양소의 대부분을 음

> ⟨표1⟩ 인간의 몸에 반드시 필요한 5가지 기초 식품군
>
> 제1군 – 단백질의 주 공급원 : 고기, 생선, 알, 콩류
> 제2군 – 칼슘의 주 공급원 : 우유 및 유제품, 뼈째 먹는 잔 생선
> 제3군 – 비타민과 무기질의 주 공급원 : 과일 · 채소류
> 제4군 – 탄수화물의 주 공급원 : 곡류, 감자류
> 제5군 – 지방의 주 공급원 : 기름류, 종실류

식물을 통해 섭취할 수 있도록 하고 있다(표1 참고). 이것을 참고로 각 식품군이 골고루 포함된 식사를 하면 우리가 필요로 하는 영양소를 대부분 얻을 수 있다. 단, 같은 식품군에 속하더라도 영양소의 조성이 다양하므로 한 가지 식품보다는 여러 가지 식품을 골고루 섭취하는 것이 좋다.

아침밥을 꼭 먹자

우리 몸에 필요한 영양소는 50종이나 된다. 이들은 각각 우리 몸속에서 맡은 역할이 있으며, 서로 유기적으로 작용한다. 그러나 잘못된 식사 습관, 즉 과식 · 결식 · 편식으로 인해 이 중 한 가지라도 부족하게 되면 영양의 균형이 깨지고, 몸에도 좋지 않은 영향을 끼친다. 특히 영양 섭취의 균형을 위해, 하루에 필요한 식품을 어떻게

나누어 먹는 것이 좋은지도 관심을 가져야 한다. 하루 필요량을 아침, 점심, 저녁으로 골고루 나누어 먹는 것이 좋은 식사 방법이다. 그러나 그동안의 식습관 때문에 하루 동안 필요한 섭취량을 하루 3회에 똑같이 나누어 먹기는 어려운 형편이다.

그렇다면 어떤 비율로 식사를 하는 것이 바람직할까? 일반적으로 아침, 점심, 저녁의 비율을 1 : 1.5 : 1.5로 하는 것이 가장 적당하다. 만약 습관적으로 오랜 시간 아침 식사를 거르게 되면 자연히 저녁에는 과식을 하게 된다. 그 결과 위의 부담이 커지고 위액이 과다 분비되며, 위 운동이 불규칙해지면 위산 과다·저산증·위하수증 등의 위장 질환이 생길 수 있다. 건강하려면 하루 세 끼 반드시 균형 있는 식사를 해야 한다. 혹시 아침 식사를 거르는 습관을 가지고 있다면, 건강을 위해 반드시 아침을 먹는 습관을 갖는 것이 좋다.

조금씩, 골고루 먹자

건강한 몸을 만들기 위해서는 영양적으로 균형 잡힌 식사를 하는 것이 가장 중요하다. 단백질·지방·당분·비타민·미네랄·식이섬유와 같은 영양소를 지나치게 많거나 부족하지 않게 적당히 섭취해야 한다.

사람이 평소에 자주 먹는 식품의 종류는 약 600종이라고 한다. 그러나 이 가운데 어떤 특정한 식품만 계속해서 섭취할 경우 오히려 영양의 균형이 무너진다. 그보다는 가능하면 많은 종류의 식품을 조금씩 다양하게 먹는 것이 중요하다. 한 걸음 더 나아가 하루에 총 30가지 식품을 먹는 것이 가장 이상적이다. 이렇게 하면 같은 종류의 식품에 치우치는 일 없이 다양한 종류의 식품을 섭취할 수 있다. 현실적으로 매일 30가지 식품을 섭취하기란 쉽지 않기 때문에 한번에 달성하려고 서두르지 말고 차근차근 목표에 도달하려는 노력이 중요하다.

■ 균형식의 비결

1. 주식에 부식을 2가지로 한다.

주식은 제4군인 쌀이나 빵, 면류를 통해 섭취한다. 주된 부식은 제1군인 생선, 고기, 콩 제품을 중심으로 제2군인 우유와 제5군인 유지를 첨가하고, 그 위에 제3·4군인 채소를 곁들이면 영양을 골고루 섭취할 수 있다.

2. 세 끼를 반드시 먹는다.

하루에 30가지 식품을 먹으려면 한 끼에 평균 10가지 식품을 섭취해야 한다. 한 끼라도 거르면 30가지 식품을 섭취하기 어렵다.

3. 되도록이면 집에서 만든 요리를 먹는다.

조리하는 데 시간을 많이 들이는 가정일수록, 또 외식을 적게 하는 가정일수록 섭취하는 식품 수와 영양소가 많다고 한다. 주부가 솜씨를 발휘하여 정성스럽게 조리한다는 것은 그만큼 가족의 건강

> **〈표2〉 국민 식생활 개선 지침**
>
> 1. 여러 가지 음식을 골고루 먹자.
> 2. 축산물, 수산물, 콩류를 조금 더 먹자.
> 3. 지방질을 알맞게 먹자.
> 4. 우유를 많이 마시자.
> 5. 음식은 되도록 싱겁게 먹자.
> 6. 우리나라에서 나는 식품을 많이 이용하자.
> 7. 식생활은 즐겁게 하자.

에 신경 쓴다는 증거이기도 하다.

4. 가공 식품은 반드시 손을 보도록 한다.

인스턴트 라면을 먹을 경우에는 채소나 달걀을 넣거나 우유 또는 과일을 곁들이도록 한다. 외식을 할 때는 일품 요리보다 반찬 가짓수가 많은 요리를 선택하고, 면류나 덮밥을 먹을 경우에는 샐러드나 국·찌개를 곁들이면 4~5가지 식품을 더 섭취할 수 있다.

5. 가족이 함께 식사를 한다.

부모와 자녀 또는 3대가 한 집에서 살면 좋아하는 음식이 제각각 다르게 마련이다. 이 때문에 가족이 좋아하는 요리를 하다 보면 식단이 풍부해지는 것은 당연하다. 뿐만 아니라 가족이 함께 즐겁게 식사하면 소화액도 많이 분비되어 영양분도 더 잘 흡수된다.

음식, 잘 먹는 법

짜게 먹지 않는다

음식의 맛을 내는 소금의 주성분은 염화나트륨으로, 이 중 문제가 되는 것은 나트륨이다. 나트륨은 우리 몸에 흡수되면 혈장·세포·간액의 주성분이 되어 체내의 수분 대사, 산과 염기의 균형, 세포막의 투과 및 정상적 근육 활동에 관여한다. 체액의 삼투압을 유지하는 중요한 기능도 한다. 체액 중의 소금 농도가 줄어들면 체액도 줄고, 반대로 소금이 증가하면 체액도 증가한다. 그 밖에도 나트륨은 소화액의 분비에 관여하고, 신장에서 매우 중요한 생리 기능을 담당한다.

세포 내의 삼투압은 칼륨에 의해 유지되고, 세포 밖의 삼투압은 소금에서 나오는 나트륨에 의해 유지되어 서로 균형을 이룬다. 따라서 칼륨이나 나트륨 가운데 어느 하나라도 과도하게 섭취하거나 모자라게 되면 이 균형이 깨져 생리적으로 이상이 온다.

소금은 음식에 쓰이는 귀중한 조미료일 뿐만 아니라 자극제나 활력제로도 이용된다. 몸에서 염분이 과다하게 손실되면 우리 몸은 기운을 차릴 수 없다. 이는 소금이 부신 피질에 작용해서 힘을 내게 하는 작용도 하기 때문이다.

이처럼 소금은 체내 대사에 꼭 필요한 성분이지만 과잉 섭취하면 세포 외액이 증가되어 전신에 부종이 일어나고, 심장에 부담을 주어 고혈압이나 동맥 경화, 뇌졸중을 유발하는 원인이 되기도 한다.

정상적인 생리 기능과 균형을 유지하는 데 필요한 소금의 양은 하루에 0.5g 정도로 알려져 있다. WHO에서는 하루에 10g 이하, 독일은 하루 5~8g, 미국은 5g 이하를 권장량으로 정해 놓고 있다. 이는 천연 식품에 포함된 양으로도 쉽게 충당할 수 있다. 그런데 현재 우리나라의 1인당 1일 소금 섭취량은 20g으로, 권장량과 비교했을 때 훨씬 많다. 일반적으로 농촌이 도시보다 섭취량이 높아 농촌에서는 30g까지 섭취하는 것으로 나타나고 있다.

특히 우리나라는 곡류의 과잉 섭취와 염장 저장 식품의 이용 등 짜게 먹는 식습관이 몸에 배어 있어 소금 섭취량을 갑자기 줄이기가 어려운 형편이다. 따라서 성인의 경우 소금 섭취량을 하루에 10g 정도로 정하고, 조금씩 개선해 나가는 것이 좋을 것이다.

소금의 과잉 섭취는 고혈압 외에도 암·간경변증·신장 질환·임신 중독증 등과 같은 문제를 야기한다. 미국 과학 아카데미에서 밝힌 '암 예방을 위한 식생활 지침 6개항'을 보면 두 번째 항목에서 '소금 섭취를 최소화할 것, 특히 소금에 절인 식품과 훈제품을 삼갈 것'을 권유하고 있다.

 소금을 많이 먹으면 짜기 때문에 물을 많이 마시게 된다. 그래서 신장병 환자에게는 소금을 제한하고 있다. 일반적으로 소금 섭취량이 많은 지역은 고혈압 발생 빈도도 높은 반면, 소금 섭취가 적은 지역에서는 그 발생 빈도도 낮다고 한다. 이것으로 보아 소금의 과잉 섭취가 고혈압 발생과 관련 깊다는 것을 알 수 있다.

 음식을 짜게 먹는 기호는 후천적 습관으로, 한국인의 경우 이미 유아기 때부터 어머니에 의해 형성되기 시작한다. 그러므로 어렸을 때부터 짜게 먹지 않는 식습관을 만들어 주어야 한다. 물론 갑자기 소금을 줄이면 음식 맛이 나지 않아 지속적으로 실천하기가 어려울 것이다. 그런 면에서 맛도 있으면서 소금의 양을 줄이는 조리 방법을 연구하는 것이 필요하다.

 역학적이나 실험적으로도 소금의 과잉 섭취가 고혈압과 뇌졸중에 심각한 위험 인자로 파악되고 있는 것은 틀림없는 사실이다. 고혈압 환자에게 식염 섭취량을 줄여 본 결과 혈압이 낮아졌다는 결과도 있다.

 일본의 경우 국민 1인당 1일 평균 소금 섭취량은 12.5g으로, 최근 들어 점차 감소하는 경향을 보이고 있으며, 이와 정비례하여 뇌출혈에 의한 사망률도 현저히 감소하고 있다고 한다.

 예전에 비해 현재의 식생활이 많이 변한 것이 사실이나 짜게 먹는 습관은 변하지 않고 있다. 소금 섭취량을 줄이려면 간장·된장·고추장 등의 사용량을 줄이는 동시에 식염을 많이 넣어 만드는 가공 식품과 젓갈류의 사용도 제한해야 할 것이다. 아울러 신선한 채소와 과일을 많이 섭취하고, 곡류와 육류 역시 가공 식품보다는 집에서 직접 조리해 싱겁게 만들어 먹는 것이 바람직하다. 식탁에서 식염이나 간장을 많이 사용하는 습관도 고쳐야 할 것이다.

  음식을 짜게 먹는 습관을 쉽게 바꿀 수는 없으나 식생활에서 소금의 피해를 줄이는 데 도움이 되는 방법은 있다. 바로 칼륨이 많이 들어 있는 채소류와 과실류를 많이 먹는 것이다. 칼륨은 체외로 배설될 때 나트륨도 함께 끌고 나간다. 한편 소금의 과잉 섭취 문제가 강조되다 보니 땀을 많이 흘리거나 운동을 할 경우에도 제한하는 경우가 있는데, 이는 잘못된 것이다. 이럴 때는 조금 더 먹어도 무방하다.

체질식보다 균형식이 더 중요하다

  한국 사람이라면 다 알고 있는 건강 상식이 있다. 바로 건강하게 살려면 자기 체질에 맞는 식품을 골라 먹어야 한다는 것이다. 체질에 맞는 식품을 알아내는 방법도 여러 가지다. 하지만 앞에서도 밝혔듯이 자기 체질에 맞는 식품만 골라 먹는 것은 완전한 식생활이 아니다.

  인간이라면 누구나 체질에 상관없이 필요로 하는 영양소가 있다. 영양소에는 크게 5대 영양소가 있다고 알려져 있는데, 이는 크게 분류한 것일 뿐 그 종류는 매우 다양하다. 비타민만 해도 A · B · C · D · E · F · K · P가 있다. 이런 식으로 사람에게 없어서는 안 되는 영양소와 성분을 모두 정리하면 약 50가지나 된다. 그러나 이 모든 성분을 가지고 있는 식품은 지구상에 존재하지 않는다.

한국인과 일본인의 식생활을 비교해 보면 매우 흥미롭다. 한국인은 유난히도 웅담 · 녹용 · 보신탕 등의 보신 음식을 선호한다. 그렇다면 한국인이 일본인보다 당연히 오래 살아야 하는데 결과는 그렇지 않다. 일본이 세계 제일의 장수를 누리게 된 데는 정부 차원의 식생활 개선으로 편식하지 않고 균형식을 했기 때문이다. 그들은 경제가 발달함과 동시에 학교 급식을 비롯한 균형식 운동을 활발히 전개해 왔다.

그렇다면 한국의 경우는 어떤가. 우리는 생활에 여유가 생기면서 보신 식품에 관심을 갖기 시작했다. 그러나 강장 식품 위주의 식생활이나 채식 위주의 식생활을 고집하는 것만큼 심한 편식은 없다. 그러한 식생활을 하다 보니 우리 몸에 필요한 50가지 성분 중 넘치는 것이 있는가 하면 부족한 것도 많아진 것이다.

현대의 식품 영양학에서 먹어서 안 되는 음식이란 없다고 한다. 먹어서 두드러기가 나거나 설사를 일으키는 이른바 알레르기 식품이 아니라면 굳이 가릴 필요가 없는 것이다. 제철 식품을 골고루 먹는 것보다 이상적인 식생활은 없기 때문이다.

체질식을 권유하는 분들도 균형식의 중요성을 강조한다. 자신의 체질에 맞는 음식을 세세하게 골라 먹을 수 없을 때는 차라리 골고루 먹는 것이 영양적으로나 안전을 위해서나 좋다는 말이다. 체질 이론을 특정한 보양식에 치우쳐 편식하지 말라는 조언으로 새겨듣는다면 좋을 것이다. 원래 우리의 전통 식단은 조리법과 가짓수를 다양하게 하여 골고루 먹는 것이기에 기본만 지킨다면 편식에 의한 영양상의 문제는 없을 것이라고 본다.

먹고 싶은 음식을 먹는다

 '식욕(appetite)'이란 음식을 먹고 싶은 마음이자 무언가를 먹으려는 의욕이다. 흔히 식욕이 왕성하면 건강한 증거라고 좋아하며, 식욕이 떨어지면 몸이 불편한 것이 아닌가 하는 걱정을 하게 마련이다. 이렇듯 식욕은 건강의 상징이자 건강한 식생활에 있어 필수적인 것으로 중요시되고 있다.

 이처럼 누구나 일상을 통해 잘 알고 있는 것이 식욕인데, 정작 식욕이 무엇이냐고 물으면 매우 추상적이고 막연한 대답뿐이다. 그렇다면 식욕이란 무엇일까?

 건강한 사람의 경우, 일정 기간 음식을 먹지 않으면 누구나 배고픔을 느낀다. 바로 이렇게 배고픔을 느끼는 것을 공복감이라 하며, 이는 정상인이라면 누구나 느끼는 자연스런 현상이다.

 캐넌과 위시번은 이에 대해, 공복 시에는 위의 기아 수축(飢餓收縮)이라는, 정상적인 움직임보다 훨씬 강한 수축이 생겨 그것이 공복 통증을 일으켜 공복감을 느끼게 하는 것이라고 밝혔다. 이 기아 수축은 쉬었다가 다시 일어나는 것으로, 위의 운동이 조용해지면 공복감이 줄고 약해지거나 없어지고 만다. 반대로 식사를 통해 위가 늘어나거나 자극을 받으면 위벽에 있는 감각 수용체를 통해서 위가 늘어난 감각 정보와 위 점막이 자극된 신호가 미주 신경(迷走神經)에 의해 뇌로 전해진다.

이 위 확장에 관한 감각 정보는 최종적으로 시상 하부(視床下部)에 있는 만복 중추 세포를 자극해 먹는 행동을 억제한다. 그러나 위가 비어 있으면 이 감각 정보가 약해지거나 소멸해 기아 수축이 나타나지 않아도 만복 중추의 활동이 약해져 시상 하부 외에 있는 식중추의 활동이 부활한다.

계속해서 음식을 먹지 않으면 혈액 성분의 변화가 일어난다. 특히 혈당치나 인슐린 양의 변화는 뇌를 자극해 공복감이나 만복감을 주어 먹는 행동에 영향을 끼친다. 이러한 공복감과 만복감은 위의 상태와 혈액 성상에 따라 자극되어 생기는 생리적 감각으로, 사람이나 동물이 원래부터 가지고 있는 것이다.

공복감 · 식욕 · 식사 행동은 구별되어야

일반적으로 공복감 · 식욕 · 음식 섭취라는 세 가지 현상은 뚜렷하게 구별되지 않고 뒤섞여 있다. 그래서 음식을 잘 먹는 사람을 보면 식욕이 왕성하거나 배가 고픈 것으로 간단히 결론짓고 만다. 반대로 음식을 잘 먹지 않는 사람을 보면 배가 부르거나 식욕 부진이라고 해석하는 경우가 많다. 과연 이것이 옳은 것일까?

공복감은 확실히 사람의 식욕을 자극하는 가장 유효한 감각이며, 공복감에 의해 식욕이 자극되면 먹고자 하는 의욕을 채우기 위한 동작으로 식행동(feeding)이 유발된다. 식행동에 의해 목적이 달성되어 위가 확장되고 혈액 성상도 공복 상태에서의 변화가 수습되면 공복감이 소멸되고 만복감이 느껴지면서 먹는 행동이 끝난다.

그러나 이 세 가지 현상을 통틀어 하나의 기능 현상인 것처럼 다루는 것은 문제가 있다. 공복감은 만복감과, 식욕 증진은 식욕 부진과, 또 식사 행동은 식사 거부 행동과 대비되는 것이므로 공복감·식욕·식사 행동을 구별해서 다루어야 한다.

예를 들어 식욕은 공복감에 의해 자극받으나 반드시 평행해서 나타나지는 않는다. 불안하거나 공포를 느끼거나 또는 슬픈 상황에서는 제아무리 공복 상태라도 식욕이 생겨나지 않는다.

눈으로 보아 불쾌하거나 맛이 나쁘거나 악취가 나는 것 역시 공복 시의 식욕을 자극하지 않는다. 반대로 제아무리 배가 불러도 자기가 좋아하는 것에는 손이 가게 마련이며, 즐거운 상황에서나 조건에서는 자연스레 식욕이 증진된다.

공복감은 일정한 생리적 조건 하에서는 누구에게나 일어나는 공통적인 현상이나 식욕은 사람에 따라 개인차가 크다. 사람마다 즐기는 음식과 싫어하는 음식이 있고, 또 식욕을 자극하는 음식도 다르기 때문이다. 같은 사람이라도 어렸을 때와 성인이 되었을 때의 식욕 대상이 같지는 않다. 똑같은 식품이라도 그 사람이 놓여 있는 환경이나 몸 상태에 따라 식욕 대상은 변하게 되어 있다. 다음의 실험 결과들은 이를 잘 보여 주고 있다.

먼저 같은 어미에게서 태어난 쥐를 2군으로 나누어 이유 후 2개월 동안 제1군은 고체 사료만으로 사육하고, 2군은 그 고체 사료를 가루 내어 사육했다. 2개월 뒤 두 가지 사료를 함께 주었더니 제각기 이유 후에 먹어 온 사료만 즐겨 먹는 것이었다. 이 연구 결과를 통해 음식 선택 행동은 시각이나 입의 감각을 통해서 얻어지는 학습 결과임을 알 수 있었다.

위리카 박사 역시 고양이에 대해 흥미 있는 실험을 했다. 어미 고양이의 시상 하부 식중추(視床下部食中樞)에 자극 전극을 꽂고 사육한 다음 먹이로 생선 단자와 바나나를 준비해 어미 고양이가 바나나 근처에 있을 때 식중추를 자극했다. 그러면 고양이는 바나나를 먹게 된다. 이 조작을 되풀이해 계속해서 바나나를 먹게 한 결과 새끼 고양이도 생선 단자를 먹지 않고 바나나를 먹더라는 것이다.

피닉스 자연 동물원에서도 동물의 먹이 선택에 관한 매우 흥미 있는 사실이 관찰되었다. 이 동물원에는 큰 새와 초식동물들이 같은 우리 안에서 사육되고 있는데, 초식동물인 어린 꽃사슴과 아프리카산 에란도가 플라밍고나 펠리칸 등이 생선을 먹는 것을 보고 그들도 생선을 먹더라는 것이다. 이는 곧 식욕 대상이 생후의 식사 체험을 통한 학습에 의해 차차 형성되어 감을 의미한다.

인간다운 식욕 내용을 배양하기 위한 노력을

이유기의 유아는 닥치는 대로 무엇이든 입으로 가지고 간다. 이는 입의 감각 자극에 의해 정서적 만족을 얻기 위한 것이 아니라 먹는 것에 대한 학습의 시작으로, 대상에 대한 선택 능력을 키우고 그 결과를 통해 입의 감각과 먹는 것의 관련을 강화하고 있는 것이다.

시각·청각, 후각 등 체외에서 자극을 받는 감각과 혈액 성분의 변화, 위장관에서 생기는 내적 감각, 미각 또는 입 안, 목의 촉각, 압력, 온도 감각 등이 음식 선택에 관여한다. 이들 감각 요소에 의한 식사 체험으로 음식물의 성상과 성질을 알고, 뇌에서의 식욕 대상이 차차 확립된다.

바쁘고 복잡한 현대 사회에서 사람들은 자칫 공복을 위한 식생활을 하는 경향이 있다. 획일적인 외식 사업이 급속히 보급되고 발전하고 있는 상황에서 인간다운 식욕 내용을 배양하기 위한 노력이 아쉬운 형편이다.

저녁 식사에 신경 쓴다

생활 패턴의 변화로 취침 시간이 늦어지고 출근 시간이 빨라지면서 아침 시간에 쫓기게 되자, 시간 여유가 많은 퇴근길에 회식을 하거나 집에서 느긋하게 푸짐한 저녁 식사를 즐기는 일이 많아졌다.

그러나 저녁 식사를 많이 하고 난 뒤에 TV를 보다가 잠드는 사람이 늘고 있어 비만이 사회 문제가 되고 있다. 이렇게 저녁을 많이 먹고 먹은 만큼에 대한 에너지 소비 없이 잠들게 되면 생활습관병 위험이 높아지는 것은 당연하다.

아침, 점심, 저녁은 매 끼 하루에 필요한 영양 소요량의 1/3만큼만 먹는 것이 가장 바람직하다. 영양소의 비율 역시 당질 60%, 지방 20~30%, 단백질 13~15%가 가장 좋다. 이러한 비율의 식사를 균형식으로 추천하고 있는 것이 사실이나 매 끼 이렇게 식단을 짜기도 어렵고, 또 균형식만을 '편식' 하다 보면 식사 행위 자체가 무미건조해질 수 있다. 그보다는 3대 영양소를 어떻게 섭취하는 것이 합리적인가를 현실적으로 풀어 나가는 것이 현명하다.

그렇다면 섭취량이 가장 많은 저녁 식사에서 3대 영양소를 어떻게 섭취할 것인가.

첫째, 근육이나 장기 등 조직이나 세포 생성과 보수를 위한 단백질을 보충해 준다. 단백질 합성은 잠자는 동안에 가장 잘 이루어지므로 저녁 식사 때 하루에 먹는 단백질의 60% 정도를 섭취해도 괜찮다. 단백질을 섭취하면 인슐린 분비와 성장 호르몬 분비가 촉진되어 잠자는 동안 신체를 구성하는 작업이 더 활발해진다.

둘째, 낮 동안의 활동으로 소비된 근육과 간장의 글리코겐을 보충할 탄수화물을 공급한다. 탄수화물, 즉 당질은 전신의 세포가 빨리 에너지로 이용할 수 있는 혈당을 공급하고 인슐린 분비를 촉진하여 단백질의 합성과 글리코겐 합성을 활발하게 해 준다. 탄수화물의 작용은 피로 회복과 바로 직결된다.

셋째, 수면 중에 체지방이 축적되어 비만이 되는 것을 방지하기 위해 지방질의 섭취를 줄여야 한다. 저녁 식사 때 에너지량을 적절하게 조절해야 함은 두말할 나위도 없다. 에너지 총량이 비슷해도 지방 비율이 높으면 비만도가 높아진다.

이상 저녁 식사의 세 가지 포인트 가운데 첫 번째와 두 번째에 관해서는 큰 이견이 없을 것이다. 그러나 세 번째 항에 대해서는 이견이 있을 수 있다. 에너지량이 같은 경우 에너지 균형에 관계없이 신체 지방 축적 등에 대한 에너지 효과는 같다고 생각하는 사람도 있기 때문이다. 그러나 지방은 탄수화물과 함께 섭취될 때 분해되어 에너지로 전환되는 것이 억제된다. 특별한 물질대사의 조절이 이루어지는 것이다. 그래서 잠자기 전에 지방이 많은 식사를 하게 되면 살이 쪄서 비만이 되기 쉽다는 실험 결과도 발표된 바 있다. 이는 탄수화물이 주성분인 밥과 지방성 식품인 버터를 따로따로 먹이고, 밥과 버터를 반반 섞은 버터밥을 먹여 조사한 결과다. 밥만 먹은 경우에는 체내에서 탄수화물이 분해되어 주로 에너지를 내는 데 쓰이지만 버터를 먹은 경우에는 지방이 주로 분해된다. 그런데 밥과 버터를 반반 섞여 먹은 경우에는 탄수화물의 분해가 우선적으로 이루어지며, 지방은 혈액 중에 카이로미크론의 모양으로 순환해도 근육이나 심장 등에서 분해되지 않고 그대로 남는다. 혈액 중의 카이로미크론 지방을 세포 속으로 잡아넣는 모세 혈관 벽의 지방 분해 효소에 대해서 탄수화물이나 단백질을 섭취하면 분비가 많아지는 인슐린이 조절 작용을 한다. 즉 인슐린은 심장이나 근육의 지방 분해 효소의 활성은 떨어뜨리는 반면 지방 조직에는 큰 활성을 나타내는 것이다. 따라서 저녁 식사로 섭취한 지방은 흡수되어 혈액 중의 카이로미크론으로 순환해도 산화 분해가 이루어지는 심장과 근육에 흡입되는 비율이 매우 낮다. 오히려 지방 조직에 흡착되어 저장 지방으로 비율이 커진다. 이것이 탄수화물과 지방을 동시에 섭취했을 경우 지방의 에너지화가 억제되는 주원인이다. 이것 말고도 또 하나의 이유가 있다. 그것은 식후에 혈당이 상승하면 포도당이 지방 세포로 들어가 글리세로인산을 생성해 저장 지방이 지방 분해 효소로 분해되어 지방산이 만들어져도 다시 지방으로 되돌아가 혈액 중으로 방출되지 않는다는 것이다. 그래서 식후에는 혈액 중의 지방산이 급격히 저하되어 근육과 심장에 의한 지방산의 분해가 격감하는 것이다.

저녁에 지방이 많은 식사를 하면 지방 축적이 촉진된다는 것인데, 이러한 염려가 있는 사람은 식후 30분쯤에 15분 정도 자전거를 타거나(밖에서 하기 힘든 사람은 실내의 고정 장치를 이용해도 된다) 운동을 하면 지방이 분해되어 지방의 에너지화가 활발해진다. 운동을 하면 인슐린 분비가 억제되거나 혈당이 저하하는 작용 등에 의해 심장이나 근육의 효소 활성이 회복되어 지방 조직의 지방산 방출이 회복되기 때문이다. 뿐만 아니라 심장과 근육의 지방 분해 효소를 활성화하는 호르몬인 아드레날린과 글루카곤 등의 분비가 촉진되어 비만 방지 효과도 좋다.

그러므로 열량 공급원인 지방은 저녁 식사 때보다는 많은 활동을 앞둔 아침에 섭취하는 것이 합리적이다. 살찌는 것이 걱정되는 사람은 지방뿐만 아니라 저녁 식사 때 먹는 탄수화물이 지방으로 바뀌어 축적되는 것에도 신경 써야 한다. 특히 술을 많이 마신 경우에는 간장의 지방 합성 활성이 비정상적으로 높아지는데, 여기에 지방 합성 재료인 포도당이 공급되면 지방 합성과 혈액으로의 방출이 활발해진다. 이렇게 되면 수면 중 혈중 지방량이 증가하고 지방 축적이 촉진된다. 칼로리가 같은 탄수화물 식품을 먹어도 식후 인슐린 분비가 많은 포도당·설탕·맥아당이 전분보다 훨씬 많이 지방을 축적시킨다. 같은 전분질 식품이라도 고구마나 빵이 쌀밥에 비해, 백미밥이 현미밥보다 소화·흡수되는 속도가 빠르고 인슐린 반응이 강하므로 지방 축적력이 크다.

저녁 식사 전에 하는 운동도 에너지 균형에 영향을 준다. 30분 동안 5km를 달렸을 경우 근육이나 간장에 있는 글리코겐을 소비시켜 그 저장량을 감소시켜 준다. 즉 저녁에 적당한 운동으로 땀을 흘리게 되면 저녁에 스테이크처럼 어느 정도 지방이 있는 음식을 먹어도 비만 걱정이 줄어든다.

등 푸른 생선을 많이 먹는다

언젠가 한 분이 '치' 자가 들어가는 생선은 몸에 좋지 않으니 먹지 말라고 해서 화제가 된 일이 있다. 그런데 꽁치·멸치·준치·참치·갈치·가물치·넙치·한치 등 한국인이 좋아하는 생선에는 '치' 자가 많이 들어간다.

제칠일 안식교나 유태교에서는 비늘 없는 생선은 먹지 말라고 한다. 하지만 멸치에도 비늘이 있으며, 갈치의 흰 가루를 내는 물질 역시 사실은 비늘이다. 그분의 설명으로는 '치' 자 생선류는 대개 얕은 물에 사는데, 얕은 물은 오염되어 있어 나쁘다는 것이다.

그런데 참치나 꽁치와 같은 생선류는 회유성 어종이어서 먼 거리를 헤엄치고 다니며, 참치는 주로 태평양이나 인도양에서 잡는다. 알래스카의 오호츠크해에서 잡아오는 등 푸른 생선이 지저분한 물에서 살기 때문에 나쁘다는 말은 결국 설득력이 없는 것이다.

등 푸른 생선을 가장 많이 먹는 사람들은 바로 에스키모인이다. 일반적으로 에스키모인들은 고래와 물개를 잡아먹고 산다고 알려져 있는데, 사실은 그렇지 않다. 어업이 발달하지 않았기 때문에 작살로 생선을 잡으며, 그중에서도 특히 등 푸른 생선을 많이 먹는다.

등 푸른 생선에는 콜레스테롤이 함량이 굉장히 많지만 조사한 바에 의하면 에스키모인 중에는 심장병 환자가 없고 혈압도 대부분 정상이며, 콜레스테롤 수치도 정상이라고 한다. 채소와 과일을 먹지 않는 심한 편식을 하는데도 불구하고 당뇨병 환자가 없으며, 비록 평균 수명은 짧더라도 사는 동안만큼은 무척 건강하게 산다.

이러한 사실에 근거하여 조사해 본 결과 등 푸른 생선 속에 들어 있는 EPA와 DHA라는 불포화 지방산 덕분인 것으로 확인되었다. 이

들 성분은 흰 살 생선에는 거의 들어 있지 않는 것으로, 생선에서 EPA와 DHA를 채취해 동물 실험을 해 본 결과 혈관에 늘어붙은 콜레스테롤을 씻어 내리는 생리적인 특성이 있음이 밝혀졌다. 그러한 이유로 에스키모인들은 콜레스테롤 덩어리를 먹는데도 불구하고 건강했던 것이다. 그 후로 등 푸른 생선이 건강에 좋은 것으로 알려졌고, 큰 인기를 얻게 되었다.

등 푸른 생선에는 생활습관병 때문에 이제는 흔한 질병이 되어 버린, 그러나 심각한 사망 원인인 심장병·고혈압 예방과 치료에 도움이 되는 성분이 많이 함유되어 있다.

그중에서도 가장 먼저 철분을 들 수 있다. 등 푸른 생선의 살이 붉은 것은 근육과 혈액에 헤모글로빈과 미오글로빈이 들어 있기 때문이다. 철은 그 성분에 많은 것으로, 눈다랑어 100g 중에는 철분이 4mg이 들어 있는데, 이는 쇠고기의 2배, 돼지고기·닭고기의 4배에 이르는 양이다. 특히 등 푸른 생선의 철분은 헤모철이라는 흡수되기 쉬운 형태로 살코기에 존재한다. 흡수 효율은 채소 중에 많이 함유되어 있는 철분(헤모철 아님)의 7배나 된다. 즉 꽁치나 참치 100g을 먹으면 돼지고기 400g을 먹는 것과 같다. 채소를 통해 같은 양을 섭취할 경우에는 7배나 되는 양을 먹어야 한다.

4mg이라면 성인 여성이 하루에 필요로 하는 철분의 1/3에 해당한다. 빈혈을 방지하는 최고의 식품인 것이다. 빈혈이 되면 헤모글로빈이 모자라고, 호흡을 통해서 흡입되는 산소를 운반하는 능력이 떨어져 물질대사가 무디어진다.

참치는 횟감으로 인기가 높은데, 흰 살은 지방 함량이 많은 반면 붉은 살코기는 지방이 적고 칼로리도 낮으며, 단백질이 많다. 이 지방 중에는 생리적으로 매우 중요한 작용을 하는 성분이 들어 있다고 한다. 고도 불포화 지방산의 하나인 EPA(에이코사펜타엔산)가 그 중 하나다. EPA는 해로운 콜레스테롤(LDL)을 감소시키고 사람에게 유익한 콜레스테롤(HDL)의 양은 증가시킨다. 또한 혈액 속의 콜레스테롤이나 지방 축적을 예방하는 효과가 있다. 바꾸어 말하면 혈액의 흐름을 좋게 하고 피를 맑게 해 준다.

생선을 많이 먹는 어촌에는 장수하는 사람이 많고, 에스키모인의 경우에도 심장병과 뇌경색 발병률이 거의 없는 것으로 보아 EPA의 영향이 크다는 사실을 알 수 있다.

EPA와 함께 참치 등의 생선에는 DHA라는 또다른 불포화 지방산이 들어 있다. DHA는 도코사헥사엔산(Docosa Hexanoic Acid)으로, 탄소 수가 26개나 되는 고도 불포화산이다. 사람을 비롯한 동물의 뇌를 구성하는 주요 구성 물질이기도 하다. 그래서 DHA를 먹으면 머리가 좋아지다는 말이 생긴 것이다.

옛날부터 중국에서는 물고기를 먹으면 머리가 총명해진다는 '魚可使頭腦聰明(어가사두뇌총명)'이라는 말이 전해지고 있다. 영국에도 '물고기는 두뇌식(Fish is brain foods)'라는 말이 있다는 것은 매우 흥미 있는 사실이다. 정확한 이유도 모르면서 예부터 생선은 머리에 좋은 것으로 인식되어 온 것이다. DHA는 동물의 뇌말고는 수산물에만 함유되어 있다.

DHA는 뇌세포를 구성하는 성분이기 때문에 식품에 공급된 DHA는 뇌를 충실하게 만드는 역할을 수행한다. 게다가 DHA는 흡수 속도가 매우 빨라 섭취한 지 일주일이 지나면 뇌의 구성 성분으로 바뀐다. 그러나 DHA를 무조건 많이 먹는다고 해서 두뇌가 계속 강화되는 것은 아니다. 뇌는 가능하면 상태 변화를 줄이려는 성질이 있다. 뇌를 구성하는 지방산 가운데 DHA는 약 11%다. 등 푸른 생선을 많이 먹어도 12~13%가 될 뿐이다. 반대로 DHA를 전혀 먹지 않으면 8%까지 내려가는데, 그 아래로는 더 이상 떨어지지 않는다. 그러다가 다시 등 푸른 생선을 먹으면 11%로 상승한다. 이러한 사실로 보아 우리가 먹는 식품 중의 DHA는 뇌의 정상 균형 유지를 위해 필수적이다. 즉 머리를 좋게 하는 것이 아니고 두뇌가 갖는 본래 기능을 정상화해 주는 것이다. 그래서 유감스럽게도 DHA는 많이 먹어도 지금보다 더 머리가 좋아지지는 않는다. 그러나 이것은 뇌의 발달이 끝난 성인의 경우이고, 뇌 조직이 한창 만들어지고 있는 유아나 어린이는 그 효과가 크다. 뿐만 아니라 뇌가 퇴화되고 있는 노인들에 대한 효과도 기대할 수 있다. 알츠하이머형 노인성 치매에 대한 DHA의 효과도 연구 중이다.

　참고로, 생선에 함유되어 있는 DHA 함량은 다음과 같다.

　참치(29.9mg), 삼치(15.6mg), 전갱이(14.5mg), 방어(14.3mg), 고등어(13.2mg), 도미(11.0mg), 정어리(10.7mg), 꽁치(10.6mg).

노인의 식생활, 특별할 필요 없다

　노인(老人)을 한마디로 정의하기란 참으로 어렵다. 국제적으로 가장 많이 쓰이는 기준은 '65세 이상인 사람'으로 되어 있으나, 생리적으로는 개인차가 매우 심해 종잡기가 어렵다.
　성별·유전 인자·건강 정도·성인이 된 후의 생활·환경·음식·운동·문화적 배경·인간 관계 등에 따라 조로형(早老型), 평균형(平均型), 지로형(遲老型)으로 나눌 수 있다.
　주변을 보면 애늙은이가 있는가 하면 젊은 노인도 있게 마련이다. 즉, 노화(老化)라는 숙명적 현상은 생물학적 변화말고도 여러 인자에 따라 진행 속도가 미묘하게 달라진다. 그중에서 음식을 먹는 행위인 식사만 하더라도 단순하지가 않다. 영양을 공급하고 배를 채우는 것뿐만 아니라 식사의 전 단계, 먹을 때의 분위기나 환경, 식사가 끝날 때까지의 모든 과정이 중요하다.
　음식을 만드는 행위인 요리는 시각·청각·미각·촉각·지각(知覺)을 필요로 하는 일이다. 재료의 선택, 필요량의 결정, 절단 또는 분쇄, 조미, 담기 등 종합적인 작업이기 때문이다.

중추 신경(뇌·척추)에서 말초 신경으로, 말초 신경에서 중추 신경계로 순식간에 신경 회로를 통해 필요한 정보가 전달되어 반 무의식적·반사적인 상태로 작업이 이루어진다.

오랜 세월을 통해 몸에 익혀 온 일은 뇌 속에 기억으로 입력되어 있어, 작업 순서나 내용이 조금 다르더라도 계속 되풀이하게 되면 기억이 되살아난다. 재료 구입에 있어서도 자기가 직접 하지 않으면 값을 알 수 없다. 굳이 값을 알 필요가 있냐고 물을지 모르나 그것도 하나의 학습 효과가 있어 그러한 일을 조금도 하지 않으면 가치 판단력이 무디어져 노인성 치매에 걸릴 확률도 높아진다.

외국의 노인 병원에서 행한 흥미로운 조사 결과가 있다. 치매 환자를 증상에 따라 그룹으로 나누어 각자 구매·조리·상차리기·식사·설거지를 하게 하고 그 결과를 관찰해 보았더니 증상 정도에 따라 적당한 작업의 경우 오랫동안 몸에 익혀 온 터라 쉽게 제자리를 찾았고, 치료 효과 또한 컸다고 한다.

노인들이 음식을 거부하거나 식욕이 없을 때는 식사 간호나 시중이 매우 중요하다. 환자에게 식사 간호를 하는 것은 간호사의 일이어서 음식을 먹도록 하는 것도 중요하지만 환자에 대한 사랑과 창의·연구가 더욱 필요하다. 이는 가정에서도 마찬가지다.

특별한 질병을 치료하는 치료식을 제외하고 노인에게 특별한 식단을 제공할 필요는 없다. 한때 콜레스테롤이 적은 식사를 해야 한다고 요란을 피우며 달걀 노른자에는 콜레스테롤이 많기 때문에 절대로 먹어서는 안 된다고 하기도 했다. 그러나 보통 사람은 하루에 달걀 3개 정도는 먹어도 상관이 없다는 연구 결과가 있다. 계란 노른자에는 단백질이 35%, 흰자에는 60%나 들어 있는, 식품 중의 최고의 식품으로 평가받고 있다.

동물성 식품은 피하지 말고 골라 먹는다

동물성 식품은 단백질뿐만 아니라 지방과 콜레스테롤도 함유하고 있기 때문에 그 영향을 전혀 받지 않을 수는 없다. 특히 육류는 맛이 있고 지방 성분도 많아 자칫 과식하기 쉽다. 이러한 식생활을 하고 있는 미국 · 스웨덴 등에서는 고혈압 · 동맥 경화 · 당뇨병 · 비만증 · 통풍과 같은 생활습관병의 증가로 사회 문제가 되고 있다.

영양학자들의 공통적인 견해에 의한 바람직한 식생활은 동물성 식품과 식물성 식품을 1 : 1 비율로 섭취하는 것이다. 동물성 단백질과 식물성 단백질 섭취 비율을 비교해 보면, 미국과 스웨덴의 동물성 단백질 섭취는 71%, 일본 49%, 한국 26%, 인도 11%이다. 참고로 동물성 식품 중에서 육류 · 계란류 · 우유류의 섭취 현황은 다음과 같다.

한국의 1일 1인당 단백질 소비량 중 육류가 차지하는 비율은 1965년 4%에서 1986년에는 10.3%로 크게 증가했다. 20년 가까이 된 기록이니 지금은 그때보다 비율이 훨씬 높아졌겠지만 구미 선진국에 비하면 낮은 수준이고, 우리와 식습관이 비슷한 일본과 비교해 봐도 1/2 수준이다. 계란류 소비량도 매우 적어 1인 1일 20g에 이르지 못하고, 일본의 1/2, 미국의 1/3 정도에 지나지 않는다. 우유 소비량은 많이 증가하긴 했으나 아직도 낮은 수준으로, 일본의 1/6, 미국·캐나다의 1/20 수준이다.

노인들에게 '고기와 계란은 안 된다', '맛이 진한 음식은 좋지 않다', '굳고 단단한 식품은 먹지 말아야 한다'는 등 지나친 규제를 하면 오히려 식욕을 잃어 필요한 영양소를 고루 섭취할 수 없다.

흔히 알려져 있는 노인에게 알맞은 식사법을 참고하는 것은 좋으나 지나치게 고집하는 것은 현명하지 않다는 것을 알아야 한다.

한국 음식의 특징은 반찬의 가짓수가 많고, 식물성 식품 위주로 짜고 매운 것이 많다는 점이다. 특히 최근에는 인스턴트 식품이 범람하고 외국 음식이 들어오면서 국적 불명의 음식까지 뒤섞이고 있어 문제다.

노인이 섭취하는 음식 수는 적게, 영양소는 충분하게

노인들의 식사에 반찬 가짓수가 많은 것도 꼭 좋은 것만은 아니다. 특히 시력이 떨어진데다 손이 떨리고 의치를 꼈다든지 하는 경우에는 오히려 음식을 먹기가 더 어렵다.

가족이나 간호하는 사람이 도와주면 괜찮지만 혼자 먹는 경우에는 뼈를 발라내거나 채소를 씹거나 잘못 삼키는 일이 없어야 한다는 생각이 오히려 스트레스를 준다. 따라서 노인을 위한 음식을 차릴 때는 가짓수를 적게 하되, 영양이 균형을 이루도록 배려한다.

사람들은 식욕이 떨어졌어도 자기가 먹고 싶은 것은 넘길 수 있다. 병원 음식을 먹지 못해 애태우던 한 노인이 평소에 좋아하던 빈대떡을 먹고 식욕을 되찾았다는 얘기가 있다. 노인에게 있어 빈대떡은 추억이 담긴, 친구들과 술잔을 기울이며 먹던 감흥을 되살려 식욕 중추를 자극했을 것이다. 자기가 좋아하거나 가족과 함께 즐겁게 먹었던 음식은 당시의 기억을 불러일으켜 식욕 중추를 자극해 위액 분비량을 늘려 식욕을 되살아나게 한다.

식사는 노인에게 있어 정다운 회고적 존재라는 것을 잊어서는 안 된다. 30년 전에 자주 가던 단골 냉면집을 찾는 것도 추억을 살려 잃어버린 입맛을 되살리는 효과를 가져다 준다. 이는 비단 노인에게만 국한되는 것이 아니다. 사회 활동을 하고 있는 직장인들이 모교 근처의 해장국집 등을 찾아가는 것도 같은 맥락이다. 치료식이 꼭 필요한 경우를 제외하고 자기가 좋아하는 음식을 즐겁게 먹는 일은 매우 바람직하다.

노인들의 식사에서 신경 써야 할 것은 떡이나 고구마, 감자 등을 먹을 때다. 이가 나빠 씹기가 어려워서 대충 씹어 삼키다 보면 음식이 기도에 걸려 문제가 일어날 수 있다. 그러므로 조리할 때는 그런 일이 생기지 않게 신경 써서 준비하고, 음식을 먹을 때도 천천히 편안하게 먹도록 해야 한다. 자리에 누워 있는 환자라도 식사는 앉아서 먹게 하는 것이 잘 넘어갈 뿐만 아니라 식욕도 돋우어 준다.

음식을 잘못 먹어 문제가 되는 것은 꼭 단단한 식품만이 아니다. 차 · 주스 · 물 · 약 · 과일 · 과자 등을 먹을 때도 늘 조심해야 한다.

정신의 노화는 뇌신경 세포의 퇴화 때문

사람은 나이를 먹으면서 다시 어린아이가 된다고 한다. 판단력이 흐려져서 이랬다저랬다 하는가 하면 옛날 일은 잘 기억하면서도 최근 일은 잊어버리기 일쑤다. 그래서 약속을 잘 어기고 셈도 흐려지며, 시간 관념도 약해져 이웃집에 놀러 갔다가 밤 12시가 되었는데도 일어날 줄 모르는 경우도 있다. 양보심 없는 고집불통이 되는가 하면 순간순간 어쩔 줄 몰라하기도 한다. 이러한 증상은 사람에 따라 차이가 있을지는 몰라도 중년 이후가 되면 누구에게나 어쩔 수 없이 나타난다.

중년 이후에 나타나는 이러한 정신적인 장애는 대부분 뇌 조직 자체의 노화, 즉 뇌 조직의 위축과 뇌신경 세포의 사멸 때문이다. 그중에서도 뇌신경 세포의 사멸은 가장 결정적인 원인이다. 따라서 40대 이후부터는 저하되어 있는 뇌신경 세포의 대사 활동을 정상적으로 회복시켜야 하는데, 이를 위해서는 뇌신경 세포의 대사를 개선하는 식품의 섭취가 필요하다.

■ 연령에 따른 혈액 순환 소요 시간

　순환 시간 : 나이를 먹으면 순환 시간만 길어지는 것이 아니라 혈관의 저항도 증가한다. 즉 노년기가 되면 젊었을 때에 비해 혈액 순환 시간이 약 50%나 증가하며, 이것이 고혈압의 큰 원인이 되기도 한다. 혈관 근육의 탄력성도 적어지고, 모세 혈관의 투과성도 감소해 산소와 영양 공급에 장애가 생긴다.

■ 노화에 따른 각 장관의 기능 감소 정도

- 뇌의 무게 56%
- 염화암모니아(NH_4Cl)투여 후 혈액의 정상 pH 유지 소요 시간 17%
- 운동 중 최대 산소 소비량 40%
- 운동 중 최대 환기량 53%
- 최대 호흡 능력 43%
- 손의 힘 55%
- 최대 운동 능력 70%
- 피로를 느끼게 되는 최대 업무량 40%
- 입맛 수 36%

　일의 양이 감소하는 주원인은 근육의 수축력 감소다. 노년기가 되면 남자의 근육 수축력은 무려 58%나 감소한다. 물론 일의 양이 감소하고 쉽게 피로해지는 것은 심장이나 폐, 간장 등 각종 장기의 기능이 저하된 종합적 결과이기도 하다.

■ 목욕

목욕은 물의 온도에 따라 고온욕(42~42℃), 미온욕(30~39℃), 냉욕(15~20℃)의 세 가지로 나눌 수 있다. 고온욕과 냉욕은 교감 신경을 자극하여 몸의 생리를 흥분 상태로 이끌어 혈압과 혈당을 올리고, 미온욕은 반대로 부교감 신경을 자극해 진정 작용을 나타내어 마음을 차분하게 하고 혈압도 떨어뜨린다. 따라서 혈압을 높이고 물질대사를 원활하게 하기 위해서는 고온욕과 냉욕이 좋으며, 반대로 혈압을 내리고 진정 효과를 얻기 위해서는 미온욕이 좋다.

■ 연령에 따른 심신 기능의 변화

뇌신경 세포 : 뇌세포 중에서도 가장 핵심적인 세포로, 사고·판단·기억 등의 고차원적 기능을 수행하며, 그 수도 무려 140억 개에 이른다. 그러나 40대 이후부터는 뇌신경 세포에도 만성적인 대사 장애가 초래되어 하루 15만 개씩 사멸한다고 한다. 그 결과 각종 노인성 정신 증상이 나타나는 것이다.

운동은 10년을 젊게 한다

　사람의 몸이 활동할 수 있는 힘의 원천은 근육과 혈관이 수축하는 힘에 있다. 근육은 탄력성이 있어서 수축과 이완이 자유로우며, 이로 인해 뼈도 움직이는 것이다. 그러나 근육과 혈관, 힘줄이 너무 오랫동안 수축 상태에 머물러 굳어지면 혈액 순환이 어려워진다. 혈액 순환이 어려워지면 영양분과 산소 공급이 불충분해지고 노폐물이 쌓여 경화가 일어난다. 바로 이것이 노화의 한 과정이다.
　젊었을 때도 물론 중요하지만 중년 이후부터 운동이 더욱 중요한 문제로 대두되는 것은 바로 이러한 노화 현상 때문이다. 운동은 혈액 순환을 좋게 하고 근육에 탄력을 주며, 노화를 막아 준다.
　특히 운동은 경화증을 막아 준다. 런던에서 2층 시내버스를 운전하는 기사와 차장(모두 남성)을 대상으로 시행한 건강 검진 결과를 보면 차장보다는 운전사에게서 동맥 경화가 발병한 확률이 압도적으로 많았다. 이는 운전사는 운전석에 앉아 운전만 하는 데 비해 차장은 차표를 끊느라 차 안을 걸어다니기 때문이라는 것이다.

또한 운동은 근육의 노쇠를 방지하여 체력 감소를 막아 준다. 앞에서도 밝혔듯이, 일본에서 행해진 한 조사에 의하면 운동을 하지 않는 30~34세 여성의 체력은 운동하는 여성의 35~42세 때의 체력과 맞먹는다고 한다. 남자의 경우는 여성의 경우보다 더 심하다. 운동을 하지 않으면 30~34세에 이미 운동을 하는 40~44세의 남자 체력으로 떨어진다. 다시 말해 운동을 하지 않으면 남자는 10년, 여성은 5년 더 빨리 늙는다는 것이다.

체력에 알맞은 가벼운 운동을 하라

성인의 기초 대사량은 하루 1,000~1,500cal 정도다. 하루 종일 텔레비전을 보며 거의 몸을 움직이지 않아도 200~250cal 정도는 소비된다. 그러나 몸을 움직이지 않을수록 근육이 약해지고 뼈에서 칼슘이 빠져나가며, 신경 활동이 둔해져 뇌 기능도 약화된다. 하다 못해 지금의 체력이라도 유지하기 위해서는 적어도 하루에 500cal는 소모할 수 있도록 몸을 움직여야 한다.

그런데 샐러리맨의 경우, 출퇴근 시 자가용을 이용하고 낮에는 사무실 책상에 앉아 작업하고, 여가는 주로 잠을 자거나 텔레비전을 보며 즐기다 보니 고작 150cal 정도만 소모하고 있을 뿐이다. 주부 역시 청소나 빨래를 기계에 의존하고, 정원도 없는 아파트에 살면서 쇼핑조차도 집 근처에서 하다 보니 운동 부족이 되기 쉽다. 그러므로 생활 속에서 쉽게 할 수 있는 간단한 운동을 개발해 적극적으로 몸을 움직일 필요가 있다.

운동의 종류는 직장이나 집의 위치, 개인의 건강 상태, 할 수 있는 시간을 고려해 자기 자신에게 맞는 것을 선택하는 것이 좋다. 그리고 일단 종목을 선택했으면 매일 하든 주말을 이용해 한꺼번에 하든 일정한 시간을 정해 놓고 꾸준히 하는 것이 가장 중요하다.

사람의 몸은 적당히 쓸수록 기능이 좋아진다. 쓰지 않고 가만히 내버려두면 '폐용성 위축'이라고 하여 오히려 신체 기능이 약해지고, 반대로 너무 많이 써도 '과용성 위축' 현상이 나타난다. 중년 이후가 되면 운동을 할 때 항상 이 점을 염두에 두어야 한다. 운동은 너무 많이 해도, 너무 적게 해도 안 되고 자신에게 알맞은 만큼만 해야 한다.

사람은 마음보다 몸이 먼저 늙게 되어 있다. 그래서 신체 활동이 왕성했던 젊은 시절만 생각하고 무리하면 틀림없이 탈이 나고 만다. 또한 중년 이후에는 순간적인 기술이나 판단을 필요로 하는 운동은 피해야 한다. 이를테면 스키의 활주 경기나 모터보트 경기 등은 연령 제한을 받는다. 이는 어느 연령 한계를 지나면 순식간에 몸의 균형을 바로잡는 신경 반사가 둔해져 스피드 운동을 감당할 수 없게 되기 때문이다. 신경의 전달 속도 역시 감소한다. 20~30대의 척추의 신경 전달 속도는 1초에 7.5m이지만 노인이 되면 1초에 5.2m로 약 30%나 감소한다. 그러므로 행여나 조금 심한 운동을 할 경우에는 중간중간 자주 휴식을 취하는 것이 좋다. 나이를 먹으면 젊었을 때는 견딜 수 있었던 일의 양의 40% 정도만 해도 금방 피로해지기 때문이다. 또한 일단 피로가 느껴지면 회복되는 데도 훨씬 많은 시간이 소요된다.

흐르는 물은 썩지 않는 법, 끈기 있게 계속하라

중년 이후에 할 수 있는 운동 중 걷기와 달리기는 특별한 도구나 비용을 들이지 않고도 언제나 할 수 있다는 장점이 있다. 달리기 도 장거리에 도전하거나 지나치게 격렬하게 하기보다는 알맞은 거리를 적당한 속도로 뛰는 것이 바람직하다. 달리기와 걷기는 평상시에는 혈액이 잘 통하지 않는 말단 부위의 모세 혈관에까지도 혈액이 통하게 해 준다는 이점이 있다.

맨손체조 역시 기술이나 시간의 낭비 없이 간단히 할 수 있다. 맨손체조는 골격 근육들의 협동력을 높이고, 신체 관절의 가동 범위를 넓힘과 동시에 근육의 수축력과 이완력을 증가시켜 준다.

냉수욕과 온수욕은 피부에 생긴 때를 제거함으로써 몸을 깨끗하게 해 주고, 땀구멍이 막히지 않도록 한다. 또 근육과 신경을 자극해 긴장력을 높임으로써 혈액 순환을 원활하게 하고 식욕을 돋우며, 단잠을 잘 수 있게 해 준다. 그러나 냉수욕과 온수욕은 모두 식후 1시간 이내에 하는 것은 좋지 않다.

그밖에도 각기 취미나 적성에 맞는 여러 운동이 있을 것이다. 그

<표3> 1시간 운동에 의해 소모되는 열량

운동	에너지 소요량(cal)	운동	에너지 소요량(cal)
스키	580	빨래	270
탁구	530	걷기 (매 분 80m 속도)	269
자전거 타기 (평지·시속 15km)	435	걷기(완보)	210
배드민턴	409	체조	198~400
댄스	330	자동차 운전	170
골프	301	휴식	50

러나 운동의 요체는 결국 자기의 여가 시간과 체력에 맞고 경제적으로도 부담이 없는 것을 택해 점진적으로 꾸준히 해야 한다는 점이다. 또한 운동이라고 해서 반드시 스포츠나 미용 체조 같은 것만 생각할 필요는 없다.

 사실 이러한 운동보다 더욱 중요한 것은 젊었을 때부터 신체의 편안함만을 즐기지 말고, 항상 움직이고 일하는 습관을 들여야 한다는 것이다. 이것이 바로 가장 좋은 운동이자 건강의 기초다. '흐르는 물은 썩지 않으며, 문지방은 좀먹지 않는다' 라는 속담을 다시 한번 되새겨 볼 필요가 있다.

운동의 참뜻은 정신의 노화 방지에 있다

운동의 중요성은 체력 단련에만 있지 않다. 운동은 자율 신경계의 긴장을 변화시키는 역할을 하기도 한다. 즉 운동은 전신의 일반적인 상태를 교감 신경계의 긴장으로부터 부교감 신경의 이완 상태로 변하게 한다. 따라서 사람은 의식적인 운동이든 아니든 간에 가능하면 몸을 자주 움직여 자율 신경계의 균형이 유지되게 해야 한다. 또한 운동은 혈액 순환을 촉진하여 피부의 경화를 막아 피부에 주름살이 생기고 거칠어지는 것을 예방해 주기도 한다.

그러나 뭐니뭐니해도 중년 이후 운동의 중요성은 운동이 뇌신경에 미치는 영향에 있다고 하겠다. 사람의 수명에 한도가 있는 이유 가운데 하나는 바로 대치할 수 없는 뇌신경 세포가 노화되어 죽기 때문이다. 이 뇌신경 세포는 적당한 자극에 의해 흥분될 필요가 있다. 만약 그렇지 못하면 뇌세포의 퇴화 속도는 더욱 가속화된다. 결국 뇌세포의 정상적인 기능 유지를 위해서도 운동은 필수다. 그러나 운동만으로는 뇌세포의 퇴화를 방지할 수 없다. 우리 몸이 건강을 위해 단백질 등의 각종 영양소를 필요로 하듯이 정신 건강에도 '즐거움·희망·웃음'이라는 영양소가 필요하다. 그러므로 중년 이후의 건강 관리를 위해서는 무엇보다도 가정과 사회 생활을 통한 따뜻한 정신적 유대 관계의 유지가 필요하다. 신체적 노화도 중요하지만 정신적 노화는 더욱 중요하다. 정신적인 노화야말로 진정한 노화이기 때문이다. 어떤 방법으로든 노화는 막아야 한다.

75세의 맥아더 장군에게 누군가가 건강하게 사는 비결이 무어냐고 물었을 때 그는, '인생에 대한 참신한 호기심과 흥미를 지니고 언제나 새로운 것을 배우고자 하면 비록 피부에 주름살은 생길지라도 마음의 주름살은 생길 수 없다'고 대답했다고 한다.

그렇다! 매일 소풍을 떠나는 어린 학생처럼 기대에 부푼 생활을 하는 자에게 어찌 질병이 침범할 수 있겠는가.

건강을 지키는 파워 워킹

세계보건기구(WHO)에 따르면 운동이 부족하면 심장병으로 사망할 확률이 2배나 높은 것으로 나타났다. 또한 2020년까지 효과적인 대책이 마련되지 않으면 심장 질환 등 혈액 순환 장애로 인한 사망자 수가 연간 2,480만 명으로 늘어날 것이라고 한다. 그러나 런던국립심장포럼의 연구 결과에 따르면 규칙적으로 걷기 운동, 이른바 파워 워킹(Power Walking)을 하면 심장 기능이 개선되어 심장마비를 37%나 예방할 수 있다고 한다.

파워 워킹이란 아주 빨리 걷는 운동으로 심폐 지구력을 유지하고 달리기처럼 많은 양의 칼로리를 소모시키는 데 목적이 있다. 즉 누구나 하고 있는 걷기를 단지 빨리 함으로써 달리기 효과를 내는 셈이다. 더욱이 발과 팔을 힘차게 저으며 걷는다면 운동 효과는 배로 늘어난다. 파워 워킹을 제대로 실천하면 달리기와 맞먹는 심박수가 올라가고 체력 소모가 온다. 따라서 걷기 속도와 세기는 연습 정도에 따라 자연스럽게 늘려 가야 한다.

파워 워킹을 할 때는 편안하게 맞는 것으로 유연한 바닥이 있고 발가락에 여유가 있는 신발을 신는 것이 좋다. 양말은 땀을 잘 흡수하고 공기가 잘 통하는 것이어야 물집이 덜 생기고 발이 편안하다.

보통 시속은 6.4~8.0km(1km당 7분 30초~9분 20초)의 속도로 걷는다. 달리는 것보다 걷기가 몸의 움직임이 덜 효율적이기 때문에 오히려 달릴 때보다 더 많은 운동 효과를 낼 수 있다. 횟수는 적어도 1주일에 2회 이상, 1회에 30분 이상 하고, 준비와 정리 운동에 각각 5분 정도를 투자해야 한다.

■ 파워 워킹의 요령

운동을 시작하기 전에 5분 정도 스트레칭을 한다.

발뒤꿈치가 먼저 땅에 닫도록 하고 발이 수평이 된 다음에 발가락 끝으로 땅을 차고 나가도록 한다. 발이 땅에서 떨어질 때 속도를 가하기 위해서는 자연스럽게 종아리 근육을 이용하도록 한다.

보폭을 크게 늘이지 말고, 빨리 가려면 보다 짧고 빠른 발걸음을 유지한다. 팔을 더 빨리 흔들면 다리도 빨라진다.

자연스럽게 숨을 쉰다. 자신의 발자국 수 3~6보에 맞춰 율동적으로 숨을 쉬어 신체에 최대한의 산소를 흡입한다.

음식과 스포츠와의 관계

 소비 에너지와 섭취 에너지의 균형이 맞으면 체중이 거의 일정하게 유지되지만 잘 먹고 마시는 사람의 경우 남는 에너지가 지방으로 축적되어 체중이 증가한다. 한편 섭취 에너지가 많지 않아도 활동을 하지 않으면 소비 에너지가 적어져 상대적으로 과식한 것이 되어 체중이 늘기도 한다.
 에너지가 들고 나는 것의 불균형으로 살이 찌는 사람은 음식을 적게 먹거나 적극적인 신체 활동을 통해 부족된 에너지를 체지방으로 보충하면 체중을 줄일 수 있다.

운동은 약간 모자라게

 이론적으로 봤을 때 우리 몸의 지방은 약 20% 가량의 수분을 함유하고 있다. 그래서 체중 1kg을 줄이기 위해서는 800g의 지방을 제거해야 한다. 이것을 칼로리로 환산하면 7,200kcal(9kcal×800g)의 에너지에 상당한다. 남자의 1일 에너지 소요량이 약 2,500kcal이므로 약 3일(3.5일)간 절식하고 활동은 그대로 유지해야 하는 양이다.

걸어서 7,200kcal를 소비하려면 약 160km를 걸어야 한다. 쉬지 않고 약 40시간을 걸어야 하는 것이다. 뜨거운 땡볕 아래서 2~3시간 운동을 할 경우 체중은 2~3kg 줄어드나 이는 주로 수분 감소에 의한 것으로, 물을 많이 마시면 다시 원래 상태로 돌아온다.

사우나에 의한 체중 감소도 마찬가지다. 1kg의 체중을 줄이기 위해 해야 하는 운동 시간을 소개하면 다음과 같다(단위 : 시간).

사색(1,000), 독서(500), 일반 사무(170), 산책(60), 하이킹(45), 세탁(45), 골프(40), 배구(40), 사이클(35), 탁구(35), 테니스(35), 배드민턴(35), 등산(25), 미용 체조(25), 구보(20), 줄넘기(20), 축구(18), 농구(17), 마라톤(6), 보트 경주(6)

보통 일을 하고 3일간 절식을 한다는 것도 어렵지만 운동을 통해 체중을 줄이는 것이 얼마나 힘든지 것을 알 수 있을 것이다.

한편 어린이는 성인과 달리 발육에 필요한 에너지를 고려해야 한다. 에너지 출납의 균형을 유지하고, 약 1,000kcal를 과잉 공급하면 체중은 약 10g(1년에 약 3.65kg) 늘어난다. 이때 활발한 운동을 하게 되면 그렇지 않은 경우에 비해 체내 단백질 축적률이 좋아진다. 그러나 운동을 하지 않고 여분의 에너지를 취하면 지방이 축적되어 비만이 된다. 반대로 운동을 하게 하면 근육 단백질이 충실해져 비만이 되지 않는다. 어린이의 건강 유지를 위해서는 충분한 양의 식사와 알맞은 운동을 시켜야 하는 것이다.

요즘 젊은 여성들은 잘못된 미용관을 가지고 감식(減食)하는 일이 많다. 그렇게 되면 부족된 에너지를 섭취 단백질로 대체하든가 체조직의 단백질이 파괴되어 이용된다. 이 때문에 빈혈 증세를 보이는 경우가 많아지는 것이다.

여성이 날씬해지기 위해 하는 운동 가운데 가장 대표적인 것이 바로 에어로빅이다. 그런데 운동 전후의 체중 차이를 크게 하려고 사우나용 옷을 입는다거나 갈증이 나는데도 물을 마시지 않고 참는 사람이 있는데, 이는 대단히 큰 잘못이다. 그보다는 피하 지방을 태워서 없애는 방법을 생각해야 한다.

운동은 조금 부족한 듯하게 하는 것이 가장 적당하다. 심박수를 천천히 올려서 적당한(숨이 차지 않을 정도) 강도로 30분 이상 계속하면 체내의 지방이 소모된다.

날씬해지기 위해서는 이러한 강도로 싫증나지 않고 오래 지속할 수 있는 종목을 선정해 일주일에 3회 정도 꾸준히 하는 것이 날씬하고 건강미 넘치는 몸을 가꾸는 기본이다.

빈속에 운동은 금물, 꿀물이나 주스라도 마신다

한두 번의 절식이나 강도 높은 운동을 하고 날씬해지려는 생각은 과학적으로 잘못된 것이라는 것을 알아야 한다.

고혈압이나 당뇨병 등으로 고생하거나 단순 비만인 사람도 건강을 위해 체중을 줄이라고 의사의 지시를 받는 일이 많아졌다. 이럴 때는 보통 운동 요법을 활용하게 되는데, 어떤 종목을 선택할 것인가를 신중히 생각해야 한다.

가장 손쉬운 운동이라면 걷는 것 이상이 없다. 평소에 거의 운동을 하지 않던 사람이라면 갑자기 몸에 부담이 가는 종목을 택해서는 안 된다는 말이다.

조깅도 좋은 운동이다. 준비할 기구도 없고 운동화만 있으면 된다. 조깅을 하는 경우에는 일반적으로 흔히 목표를 설정해 놓고 하는 사람이 많은데, 이것은 잘못된 생각이다. 매일 규칙적으로 운동을 하는 것은 좋은 일이나 목표를 달성하기 위해 운동을 하는 것은 바람직하지 않다.

모든 사람에게는 생체 리듬이 있다. 흔히 바이오 리듬이라고도 한다. 계절에 대한 적응 리듬, 낮과 밤의 구별은 수명과 활동이라는 신체 리듬을 만들었다. 호흡은 분 단위로, 심장은 초 단위로, 뇌는 초 이하의 단위로 끊임없이 적응해 가는 리듬의 흐름을 타고 우리는 살아가고 있다. 이 리듬이 깨지면 건강에 무리가 온다. 그런데 리듬이 깨져 컨디션이 좋지 않은 날 목표 달성을 위해 4km를 완주한다면 몸에 무리가 가는 것은 당연하다. 1km를 뛰다 몸에 이상이 느껴지면 그 즉시 운동을 중단해야 한다. 건강 관리를 위해 하는 운동은 기록 갱신을 위한 스포츠와는 근본적으로 다르다.

한편 새벽에 일어나 운동을 할 경우, 시간도 없고 입맛도 없어 대부분 빈속에 하는 일이 많은데, 이것은 몸에 큰 부담을 준다. 아무리 입맛이 없더라도 꿀물이나 주스를 한 잔 마시고 한다면 몸에 무리가 덜 간다.

신체 정리 체조

[누워서 팔다리 뻗기]

기지개를 펴듯 양쪽 다리와 팔을 위아래로 쭉 늘린다. 발끝은 아래로 쫙 펴 준다. 척추 전체를 바르게 교정하면 전신 근육이 동시에 이완된다.

[누워서 고개 들어 다리 보기]

위와 반대로 발끝을 얼굴 쪽으로 당기는 동시에 머리를 들어 발끝을 본다. 이때 허리는 바닥에 완전히 압착된다. 허리 근육을 이완해 주는 효과가 있다.

[누워서 허리 들기]

누워서 허리가 S자로 굽어져 들어간 부분을 위로 올려 준다. 이때 발끝은 누워서 팔다리 뻗기를 할 때처럼 펴 주어 허리가 자연스럽게 들리도록 한다. 허리 근육을 강화해 주는 동작이다.

[누워서 허리 낮추기]

누웠을 때 허리가 뜨는 부분을 의도적으로 바닥에 붙인다. 발끝은 두 번째 동작처럼 얼굴 쪽으로 당겨 주면서 허리를 바닥에 붙인다. 아랫배에 힘을 주어 실시하고, 복근 강화에 효과가 있다.

[누워서 무릎 굽혀 잡기]

양손을 깍지낀 채 무릎을 잡고 한쪽 다리씩 가슴 쪽으로 서서히 당긴다. 목에 무리가 가지 않는다면 머리를 살짝 들어 준다. 이때 반대쪽 다리는 바닥에 고정하고 허리는 바닥에 완전히 압착된다. 허리 근육을 이완해 주는 효과가 있다.

[양쪽 무릎 굽혀 잡기]

양쪽 무릎을 위의 누워서 무릎 굽혀 잡기와 같은 방법으로 한꺼번에 잡아당기면서 몸을 둥글게 한다. 허리 근육을 이완해 주는 효과가 있다.

[다리 뻗어서 몸통 돌리기]

다리를 쭉 뻗어서 한쪽 다리씩 교대로 반대쪽으로 넘긴다. 단, 허리에 부담이 오면 이 동작은 생략한다. 허리 근육을 이완하고 척추를 바르게 교정해 주는 효과가 있다.

[다리 굽혀 몸통 돌리기]

양팔을 어깨 높이 정도로 바닥에 붙인 채 한쪽 무릎을 90° 정도에서 완전히 접은 채 넘긴다. 이때 머리는 다리와 반대 방향으로 돌린다. 절대로 어깨가 바닥에서 들리지 않도록 한다. 허리 근육을 이완하고 척추를 바르게 교정해 주는 효과가 있다.

[누워서 다리 굽히고 엉덩이 들어 주기]

다리를 굽혀서 세우고 손으로 바닥을 지지한 뒤 주로 엉덩이를 들고 보조적으로 허리를 살짝 든다. 무릎과 무릎 사이는 어깨 넓이 만큼 벌리고 실시하며, 허리에 부담이 오면 들어올리는 높이를 낮추어 강도를 조절한다. 이 동작은 허리 근육 강화에 매우 좋다.

[다리 굽혀 손끝 닿기]

윗몸 일으키기의 변형 동작으로 다리를 굽힌 상태에서 위로 뻗은 손을 들어 상체를 세우면서 무릎에 손을 대고 내려온다. 처음에는 10회 정도 하다가 서서히 횟수를 늘려 나간다. 차츰 손목 닿기, 팔꿈치 닿기, 일어서기까지 단계적으로 실시할 수 있으며, 복근 단련에 매우 효과적이다.

[엎드려서 팔목 받쳐 허리 젖히기]

팔꿈치를 접어 팔목을 바닥에 완전히 붙인 상태에서 상체를 살짝 든다. 이때 시선은 천장을 향하고, 팔은 옆구리에 단단히 밀착한다. 척추를 전방으로 밀어 주며, 허리 근육 강화에 좋다.

[엎드려 팔 뻗어서 허리 젖히기]

바로 위의 '엎드려서 팔목 받쳐 허리 젖히기' 동작과 비슷하지만 팔을 완전히 뻗어서 몸을 뒤로 최대한 젖히는 동작으로, 허리에 부담이 가므로 문제가 있는 사람은 생략한다. 5초 정도 실시한다.

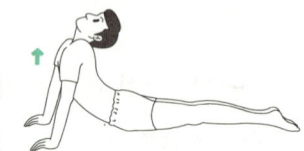

[팔 뻗어서 눌러 주기]

무릎과 손바닥을 고정한 다음 어깨와 엉덩이를 뒤로 쭉 밀어 주며, 뒤로 완전히 주저앉은 자세를 취한다. 허리 근육을 이완해 주는 효과가 있다.

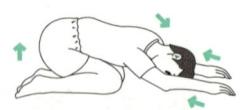

[무릎 대고 허리 낮추기]

무릎과 손을 바닥에 대고 허리 부분만 밑으로 내려 준다. 이때 머리는 뒤로 젖힘으로써 전체적으로 U자 모양이 되게 한다. 척추를 전방으로 밀어 주는 동작으로, 허리 강화에 효과적이다.

[무릎 대고 허리 들기]

무릎과 손을 바닥에 대고 몸을 고양이 등처럼 위로 쭉 올려 주면서 머리를 가슴 쪽을 향해 숙인다. 허리 근육 이완에 효과적이다.

아침에 일어나서 곧바로 하는 예비 운동

아침에 눈을 뜨면 대개 사람들은 일어나 물을 마시거나 움직이기 시작한다. 그런데 이때 우리가 조심해야 할 점이 있다. 밤새 휴식을 취하던 근육과 뇌가 갑자기 활동을 시작하기 때문이다.

이는 자동차에 비교하면 알기 쉽다. 갑자기 시동하느라 워밍업도 제대로 하지 않고 급히 액셀레이터를 밟는다면 자동차에 무리가 갈 것이 뻔하다. 자동차가 천천히 워밍업을 하는 것처럼 우리도 예비 운동을 해야 한다.

여러 가지가 있겠지만 내가 하고 있는 예비 운동은 다음과 같다.

[무릎 운동]

자리에 누운 채로 한쪽 무릎을 직각으로 구부리고, 발목을 천천히 오른쪽으로 10회 돌린 뒤 왼쪽으로 10회 돌린다. 이 운동을 최소한 10회 하면 발목이 한결 부드러워진다.

[회전 운동]

양손을 머리 위로 올리고 양쪽 무릎을 세우고 발바닥을 붙인 채 왼쪽으로 돌렸다가 오른쪽으로 돌리는 동작을 50회 되풀이한다.

[허리 운동]

양 무릎을 세우고 양손으로 바닥을 짚고 힘을 주어 허리를 들어올린다. 이 운동을 10회 되풀이한다.

[자전거 타기 운동]

무릎을 들어올려 자전거 타기를 하듯이 움직인다. 50회 반복한다. 이어 들어올린 무릎을 활짝 펴는 운동을 25회 한다.

[발 들어올리기 운동]

발을 쭉 뻗고 한쪽씩 들어올린다. 이 운동을 10회 한다. 이어서 발을 뻗고 발목을 좌우로 10회씩 돌린다.

이상이 내가 하는 아침 예비 운동으로, 매우 간단하고 쉬우면서 효과도 좋다. 이 운동을 하고 나서 주스를 마시거나 과일을 먹고 운동을 시작한다.

제3장

질병을 예방하는 식생활

빈혈과 식이요법

사람의 건강은 대개 혈색을 보면 알 수 있다. 혈색이 좋으면 일단 건강이 좋은 것으로 간주된다. 사람의 피가 붉은 것은 적혈구 때문이다. 적혈구에는 혈색소, 즉 헤모글로빈이 들어 있어서 붉은 빛을 내는데, 이는 철을 함유하는 색소와 단백질이 결합한 물질이다. 헤모글로빈은 산소와 결합하며, 주로 척추동물의 호흡을 통해 산소 운반자로써의 중요한 생리적 기능을 담당한다.

적혈구는 혈액 1ml에 남성의 경우 500만 개, 여성의 경우 약 400만 개 가량 들어 있다. 백혈구 수는 혈액 1ml에 5,000~7,000개 가량이다. 적혈구 수가 줄어들면 빈혈이 나타나고, 백혈구 수가 계속 늘어나면 일종의 혈액암이 유발되는데, 이것이 바로 백혈병이다. 제아무리 건강 관리를 잘한다 해도 빈혈에 걸리게 되면 허사가 된다.

빈혈의 원인은 다음의 세 가지로 나눌 수 있다.
1. 출혈에 의해 혈액이 상실된 경우
2. 적혈구의 파괴가 정상적인 경우보다 커져 새로 만들어지는 것

보다 많은 경우(용혈성 빈혈)

  3. 적혈구 생성이 감퇴한 경우

이 중 3의 경우는 다시 다음의 세 가지 이유로 생긴다.

  1. 적혈구가 성숙할 때 필요한 물질이 모자란 경우, 즉 철분 결핍성 빈혈

  2 어린 적혈구가 성숙할 때 필요한 물질이 모자란 경우, 즉 성숙인자 결핍성 빈혈

  3. 적혈구를 만드는 조직의 면적이 감소한 경우

어린 적혈구가 성숙하는 데는 비타민 B_{12}와 엽산이 필요하다. 그런데 이들 물질이 부족되면 정상적인 성숙 과정을 거치지 못하고 이상한 적혈구가 생성되어 빈혈이 나타난다. 또 철분 부족으로 헤모글로빈이 제대로 만들어지지 않아 어린 적혈구의 성숙이 저해되어 일어나기도 한다. 이때의 적혈구는 헤모글로빈의 양도 적고 부피도 작다. 글로빈이란 단백질은 식품 중의 단백질에 의해 만들어진다. 그렇기 때문에 계속해서 단백질이 결핍된 식사를 하게 되면 빈혈이 생길 수밖에 없다.

  빈혈은 그 원인과 종류가 다양하나 헤모글로빈의 감소와, 그에 수반한 체내 각 조직에의 산소 공급이 불충분해지는 것은 공통 증상이다. 피부나 점막이 창백해지고 몸 전체가 무거우며, 작업 능력이 떨어진다. 또 호흡이 가쁘고 숨이 차며, 현기증과 귀 울림을 호소한다. 특히 운동을 하거나 계단을 오를 때, 작업을 할 때 쉽게 숨

이 찬다. 경우에 따라서는 미열이 나기도 하며, 일반적으로 맥박 수가 증가하고 혈압이 떨어진다.

빈혈 증상을 고치기 위해서는 그 원인을 제거하는 동시에 적절한 식이요법을 해야 한다. 일반적으로 주의할 것은, 전신의 영양 강화에 노력하고, 조혈에 필요한 동물성 단백질·철분·구리·비타민 B, 그중에서도 특히 B_6, B_{12}, C, 엽산 등에 섭취에 신경 써야 한다. 또 빈혈 증세가 있는 사람은 변비 증상이 나타나는 경우가 많으므로 채소나 과일, 해조류 등을 적당히 먹어야 한다. 이들 식품에는 철분·비타민·엽록소 등이 들어 있고, 엽록소는 조혈 작용을 촉진한다. 엽록소는 또한 세포 부활·지혈·말초 혈관 확장·항알레르기 작용 등의 중요한 생리 작용도 한다. 이렇게 다양한 효능이 있어 엽록소를 생명의 근원이라고 말하는 학자도 있다.

엽록소는 또한 위궤양으로 인한 출혈을 멎게 하는 지혈 작용도 한다. 조혈·정혈 작용도 있어 빈혈에도 효과가 있다. 조혈 기능에 부가적으로 작용하며, 혈액에 들어가 복잡한 변화를 거쳐 헤모글로빈으로 바뀌기 때문에 빈혈에 효과를 보이는 것이다.

빈혈에 좋은 식품은 달걀과 어패류로, 그중에서도 특히 굴과 연한 수육류, 동물의 위나 간장, 채소, 과실, 해조류 등이다. 그러므로 빈혈을 예방하기 위해서는 이들 식품을 골고루 섭취하는 것이 좋다. 특히 동물의 간 요리가 효과적이다.

채소류 중 철분과 비타민이 풍부한 것은 시금치·당근·양배추·쑥갓·푸른 채소·콩류 등이고, 과실류 중에는 포도·사과·

버찌 · 건포도 · 살구 · 복숭아 등이 있다. 다시마 · 톳 · 미역 · 김 등의 해조류도 큰 도움이 된다. 쇠고기나 닭 뼈도 조혈에 효과적이다.

빈혈 증상이 있으면 일반적으로 식욕이 떨어지므로 식욕을 촉진할 수 있게 조리하는 것이 중요하다. 악성 빈혈일 때는 간 요리를 지속적으로 먹으면 효과가 크다. 물론 이때는 녹색 채소를 반드시 곁들여야 한다. 돼지 위(胃) 말려 하루에 20~30g씩 먹으면 좋다는 민간요법도 있다.

인체 내의 철분은 절반 이상이 혈액 중의 헤모글로빈에 함유된다. 따라서 체내에 철분이 부족하면 곧 빈혈이 나타난다. 철분이 체내에 흡수되는 정도는 여러 가지 조건에 의해 바뀐다. 일반적으로 건강한 사람이라도 섭취된 양의 10%에 지나지 않으나, 심한 철분 결핍성 빈혈인 사람은 무려 50% 정도나 흡수된다. 즉 몸에 철분이 필요한 때는 흡수율도 그만큼 많이 향상되는 것이다.

또 철분이 함유되어 있는 식품 또는 함께 먹는 식품에 따라서도 흡수율이 다르다. 일반적으로 식물성 식품은 1~6%, 생선이나 육류는 10~20%로 되어 있는데, 특히 동물성 식품의 흡수율이 높다.

철분은 단백질이나 비타민 C가 많은 식품과 함께 먹으면 흡수율이 좋아지지만 피친산이나 인산이 많은 곡류 또는 타닌이 많은 식품(감이나 도토리)과 곁들여 먹으면 흡수가 방해된다.

자각 증상은 '자리에서 일어났을 때 갑자기 눈앞이 캄캄해지면서 현기증이 난다', '육교를 내려올 때 발을 헛딛는 느낌에 아찔하다', '숨이 차고 가슴이 두근거린다', '남보다 추위를 더 탄다', '손발과 허리가 시리다', '맥박이 늦다', '더운물로 오래 목욕할 수 없다' 등이다. 그러므로 이런 증상이 나타나면 주의하는 것이 좋다.

여성에게 빈혈이 많은 이유

여성에게 가장 많은 것이 빈혈이다. 그중에서도 특히 많은 것이 철분 부족에 의한 철 결핍성 빈혈로, 다섯 명에 두 명 꼴로 앓고 있다고 한다. 그런데도 자각 증상이 가벼워 대수롭지 않게 넘기는 일이 많다. 그러나 빈혈에는 백혈병 등의 심각한 병도 있으므로 가볍게 넘기지 말고 의사의 진단을 받아 치료하는 것이 바람직하다. 의사들에 의하면 자각 증상을 느끼지 못하는 사람도 치료를 받아 건강해진 뒤 빈혈을 앓을 때와 비교해 보면 그 차이가 크다고 한다.

한편 여성 헌혈자의 20% 가량은 피가 묽어서 부적당할 정도라고 한다. 이는 남성 헌혈자의 10배 이상이나 되는 비율이다. 그렇다면 왜 여성에게 이처럼 빈혈이 흔한 것일까?

우리 몸에 있는 철분의 양은 3~5g 가량으로, 그중 적혈구에는 헤모크론이라는 결합체가 있다. 이 철분은 적혈구가 죽어도 다시 이용되며, 체내에 있는 철 대부분은 반영구적으로 사용된다.

일단 몸속에 들어온 철분은 물질대사에 다시 이용되고, 여간해서는 배설되지 않는다. 그러나 장관 내막·피부 상피 탈락·땀·오줌·머리카락·손톱 등으로 1일 1mg 정도의 철분이 손실된다. 땀을 많이 흘리거나 목욕탕에서 때를 지나치게 많이 밀어도 철분이 손실된다.

성장과 발육이 왕성한 어린이는 몸집이 커짐에 따라 혈액량과 혈색소의 양이 증가해 철분을 많이 필요로 하게 된다. 그래서 성장기에 철분이 충분히 공급되지 못하면 철 결핍성 빈혈이 생긴다. 보고에 따르면 우리나라 취학 전 어린이의 약 10%가 철 결핍성 빈혈이라고 한다. 특히 여성은 월경 · 임신 · 수유로 손실이 많은데, 월평균 20mg의 철분이 월경으로 손실된다. 임신을 하게 되면 태아에 290mg, 태반에 25mg의 철분이 더 필요하다. 출산 시의 출혈량은 무려 250mg 정도로 매우 크다. 따라서 임신을 했을 때는 보다 많은 철분을 공급해 주어야 하며, 특히 태아가 커지는 임신 후반기에는 성인 남자의 3~4배가 요구된다.

임신 중에는 월경의 폐지, 식사 섭취량의 증가 등으로 인한 철분 공급의 증가, 간(肝)에 있는 저장 철의 이용, 장관(腸管)에서의 철분 흡수율 증가 등 여러 가지 기능 조절로 철분 수급의 균형이 이루어져 생각했던 것보다 의외로 빈혈이 덜 나타나는 경우가 많다. 그러나 영양 · 임신 횟수 · 터울에 따라 증상이 심할 수도 있으므로 주의해야 한다.

혈액 1ml당 정상적인 적혈구 수는 남성의 경우 450만~650만 개, 여성의 경우 390만~560만 개라고 한다. 이 차이는 남성 호르몬의 차이로 설명된다. 즉 남성 호르몬은 적혈구를 만들어 내는 조혈 기능을 자극하기 때문에 정상 수치가 높다는 것이다.

성인의 경우 철이 결핍되는 원인은 거의 출혈 때문이다. 외상으로 인한 출혈은 누구나 신경 쓰지만, 위궤양이나 생리로 인한 출혈과 지질, 자궁근종 등의 만성 출혈 대해서는 크게 신경 쓰지 않기 때문에 자신도 모르게 빈혈에 걸리게 되는 것이다.

빈혈은 의욕을 상실하게 한다

예부터 우리는 안색이 좋은 것을 건강의 상징으로 여겨 왔다. 안색이 좋다는 것은 결국 혈액 색깔을 반영하고 있는 것이다. 흔히 빈혈이 있는 사람은 안색이 창백하다고 생각하는데, 증세가 가벼운 경우에는 큰 영향을 주지 않는다고 한다.

빈혈을 알아보는 간단한 방법은 손톱에 붉은 기가 있는지 없는지를 살피거나 눈꺼풀 아래를 뒤집어 보아 눈 점막이 흰색을 띠는지를 확인해 보는 것이다. 그러나 가장 정확한 방법은 혈액 검사이며, 꾸준한 식이요법을 계속하는 것이 가장 중요하다. 빈혈에 의한 증상은 적혈구가 정상 수치의 3/4 정도가 되면 나타난다고 한다. 산소를 특히 많이 필요로 하는 몸의 기관 가운데서도 뇌신경 계통이 가장 영향을 받기 쉽다.

산소 결핍 상태에서 가장 문제가 되는 것은 모든 일에 대한 의욕이 사라지는 것이다. 뇌는 그 무게가 비록 1kg 가량에 지나지 않지만 물질대사는 매우 활발해 몸 전체 대사량의 20~25%를 차지한다.

따라서 뇌에 산소가 결핍되면 그 활동이 저하되어 무디어지고 의욕을 상실하게 된다.

온몸에 산소가 부족하면 쉽게 나른하고 피로해지며, 식욕이 저하된다. 산소의 절대량이 부족하면 산소를 많이 필요로 하는 곳에 우선적으로 혈액이 흐른다. 반면 피부 등 산소가 조금 덜 필요한 곳에는 혈류가 감소되는데, 이로 인해 창백해지는 것이다. 철 결핍성 빈혈이 상당히 진행되면 손톱이 스푼형으로 변형되거나 갈라지기도 한다.

철분과 비타민 E는 좋은 피를 만든다

전 세계 인구의 20% 가량이 철분 부족으로 생산성 장애를 겪고 있다고 한다. 빈혈이라는 말은 의학 용어인 동시에 통속적인 말이다. 우리는 흔히 빈혈을 피가 모자라는 증상으로 알고 있는데, 사실은 피 속의 적혈구가 양적으로 적어진 것을 뜻한다.

피가 붉은 것은 피 속의 적혈구 때문으로, 철분은 적혈구 중의 혈색소(또는 헤모글로빈)의 구성 성분이 된다. 혈색소는 폐에서 공기 중의 산소와 결합하여 몸속의 여러 조직과 세포에 산소를 운반하는 중요한 기능을 한다.

피를 만드는 재료로는 단백질·비타민·철분 등 여러 가지로, 그중에서도 철분은 매우 중요한 재료다. 철분의 약 2/3는 우리 몸의 피 속에 존재하며, 나머지는 저장 철로 존재하거나 조직의 구성 요소가 된다. 식품 중의 철분은 장관(주로 십이지장)에서 흡수되며, 골수에서 적혈구를 만드는 데 이용된다.

철분이 많은 식품으로는 동물의 간·김·톳·조개류·녹색 채소 등이다. 그러나 우유·과실·채소·정백미·밀가루·설탕·지방 등 흰색을 띠는 식품은 철분 함량이 매우 낮다.

위액은 철이 체내에서 흡수되는 데 매우 큰 역할을 한다. 위액 중의 위산(염산)이 바로 그것이다. 자연계에 존재하는 철은 크게 산화철과 환원철의 두 가지다. 이 두 가지 모양의 철분 중 체내에서 흡수되기 쉬운 것은 환원철로, 2가철로 되어 있다. 말하자면 체내 이용률은 3가(산화철)보다 2가철이 높다. 위액 중의 위산이 3가철을 2가철로 일부 바꾸어 준다고 알려져 있다. 그렇기 때문에 위산 분비가 적은 사람은 철분이 결핍되기 쉽다.

위장 상태가 좋지 않은 사람은 3가철뿐만 아니라 2가철의 흡수도 좋지 않다. 바꾸어 말하면 위장이 약한 사람은 빈혈에 걸릴 가능성이 높다는 말이다.

비타민 C는 위산과 마찬가지로 산화철을 2가철로 환원해서 잘 흡수되게 도와주는 힘이 있다고 한다. 보통 식사에서 비타민 C가 부족되면 철분의 흡수 이용률이 떨어진다.

한 실험에 따르면 육류와 채소 조리 시 비타민 C가 112mg에서 27mg으로 많이 파괴되었는데, 그 경우 철분 흡수율도 1.4mg으로 43%나 저하되었다고 한다. 그러나 철분이 흡수되었다고 해서 바로 빈혈 증상이 사라지는 것은 아니다. 최근 연구에 의하면 철분이 헤모글로빈과 결합하기 위해서는 비타민 E가 필요하다고 한다. 그밖에도 비타민 $B_6 \cdot B_{12}$가 부족하면 헤모글로빈이 골수에서 합성되기 어려워져 제아무리 철분이 풍부해도 빈혈이 나타난다.

한편 중금속인 납을 많이 다루는 사람들도 납 공해 때문에 빈혈이 나타난다고 알려져 있다. 납이 헤모글로빈의 합성을 저해하기 때문이다. 그런데 납을 다루는 사람들뿐만 아니라 대부분의 현대인들은 납의 위협을 받으며 살고 있어 문제다.

휘발유에는 옥탄가를 높이기 위해 납 화합물(4에틸납)이 들어 있는데, 이것은 배기 가스에 섞여 공기로 배출된다. 결국 우리는 인쇄, 장난감, 식기나 그릇 등에 직·간접적인 피해를 받으며 살고 있는 것이다.

철분 부족뿐만 아니라 몸을 혹사하는 경우, 즉 중노동을 하거나 운동 선수들은 헤모글로빈의 소모가 많아 빈혈 증상이 나타나기 쉽다. 여성에게 많은 것이 사실이지만 최근에는 남성에게 나타나는 확률도 증가하고 있다.

단백질 식품과 적포도주가 빈혈을 예방한다

빈혈이 있다면 우선 영양을 강화하는 것이 가장 중요하며, 다음으로는 조혈에 필요한 동물성 단백질·철분·구리·비타민 B 특히

B_{12} · 엽산 · C 등을 많이 섭취해야 한다.

혈액 속에서 새 적혈구가 성장하기 위해서는 비타민 B_{12}와 엽산이 필요하다. 이들 영양소가 부족해지면 정상적인 성장 과정을 거치지 못해 이상 적혈구가 생겨 빈혈이 된다. 적혈구의 혈색소 헤모글로빈은 '포르피린' 이라는 일종의 단백질로 되어 있다. 그러나 철분이 부족하면 헤모글로빈이 적게 만들어져 새 적혈구의 성장이 저해된다. 이렇게 되면 적혈구의 헤모글로빈의 양은 물론 부피도 작아진다. 글로빈은 식품 중의 단백질에 의해 만들어지기 때문에 오랫동안 단백질이 부족된 식사를 하게 되면 철분이 풍부해도 빈혈에 걸린다.

철분 함량은 일반적으로 식물성보다 동물성 식품이 높으며, 섭취 후 흡수 이용률도 식품에 따라 다르다. 시금치의 경우 시금치가 가지고 있는 철분 4.2mg 중 체내에서 이용되는 것은 겨우 1%뿐이다. 채소의 철 이용률은 1~3% 정도이고, 콩은 7% 정도다. 반면 육류나 생선, 조개류는 모두 10% 이상으로 잘 흡수되는 편이다. 그래서 쇠고기에서 10mg, 채소에서 10mg의 철분을 섭취했을 경우 체내에서 이용되는 철분의 양은 쇠고기가 1mg인 데 반해 채소는 기껏해야 0.3mg밖에 안 된다.

하루 동안 필요한 철분의 양이 남자 10mg, 여자 12mg이라고 할 때 이용률이 10%라면 실제로 인체에 이용되는 양은 1~1.2mg 정도인 것이다. 그래서 채소 위주의 식사를 하는 사람은 철분 함량이 적을 뿐만 아니라 그 이용도도 낮아 충분한 양의 철분을 공급받기가 어렵다.

다행히도 한국인 평균 1인 철분 섭취량은 10~15mg으로, 권장량 이상을 섭취하고 있다. 그러나 섭취량의 97% 이상을 식물성 식품을 통해 얻고 있어 실제 흡수율이 어느 정도인지는 염려된다.

이에 비해 동물성 단백질이 많은 유럽과 미국식 식사는 철분 함유량이 많을 뿐만 아니라 그 이용도도 높아 철분을 효율적으로 섭취할 수 있다. 그러므로 채소를 먹을 때는 동물성 단백질도 함께 섭취해 흡수율을 높이는 것이 좋다. 철분은 소화관에서 일정량만 흡수되고 나머지는 배설되기 때문에 안전하다. 하지만 사람에 따라서는 철 과잉증이 될 염려가 있으므로 주의해야 한다. 포도주 중에서도 적포도주에 철분이 풍부하다. 그래서 적포도주를 많이 마시는 사람들 중에는 철 과잉증이 많다고 한다.

전래 식품에 철분 함량 높아

빈혈은 앞에서 설명한 것처럼 혈액 중에 있는 적혈구 수가 적거나 적혈구 속에 들어 있는 혈색소(헤모글로빈)의 양이 적은 경우를 말한다. 대개는 이 두 가지가 동시에 일어나는데, 이른바 악성 빈혈이라고 하는 비타민 B_{12} 결핍으로 일어나는 빈혈은 헤모글로빈에 비해 적혈구 수가 적은 것을 말한다. 다행히도 최근에 비타민 B_{12}의 보급에 의해 잘 치료되고 있는 상황이다.

빈혈 가운데 가장 많은 철 결핍성 빈혈은 어린이나 젊은 층에서 많이 나타난다. 이를 치료하기 위해서는 철분이 많이 포함된 식품을 섭취해야 한다. 매 끼 철분이 비교적 풍부한 식품을 잘 섭취하는 것이 중요하다.

철분 함량이 많은 식품은 매실·자두·오디·머루·말린 대추·파슬리·취나물·우거지·아욱·쑥갓·쑥·상추·두릅·돌나물·도라지·깻잎·근대·비름 등으로, 민간요법에서도 추천되고 있는 것들임을 볼 때 매우 흥미롭다. 특히 매실주와 오디술(桑酒), 머루주는 빈혈과 저혈압에도 좋은 것으로 알려져 있다.

육류로는 내장류가 으뜸

철분이 풍부한 동물성 식품으로는 간이나 콩팥, 내장, 그리고 서민 식품으로 애용되는 선지를 꼽을 수 있다. 육류로는 산양·멧돼지·메추리·개고기 등이 있으며, 해조류에서는 파래와 다시마가 뛰어나다. 어패류로는 피조개·전복젓·개불·재치조개·꼬막·백합 등이 있는데, 이 중 특히 뛰어난 것이 마산의 명산품으로 알려진 미더덕과 전복 내장이다. 일반 생선의 경우 흰 살보다는 붉은 살코기인 혈합육에 풍부하다. 도미의 살코기에는 0.8mg, 넙치에는 1.1mg로 매우 적지만 껍질에는 각각 7mg과 7.7mg으로 매우 많은 편이다. 흔히 생선 껍질은 별로 중요하게 여기지 않는데, 사실은 영양가도 좋고 맛도 뛰어나다.

　그밖에 매실·쌍화차·구기자 등과, 예부터 보신용으로 추천되어 온 메뚜기도 철분 함량이 높다. 빵을 부풀리는 데 쓰이는 효모 역시 철분과 비타민 B, 엽산이 풍부한데, 효모 중에서도 이들 함량이 높고 소화성이 뛰어난 것으로 요즘 화제가 되고 있는 것이 바로 유효모(乳酵母, lactic yeast)이다.

　이 유효모를 섭취시킨 6~15세 아동에 대한 영양 실험에 의하면 유효모를 섭취하지 않은 아동의 헤모글로빈 농도가 66.5%였던 반면 유효모를 섭취한 아동 그룹의 헤모글로빈 농도는 74.5%였다고 한다. 이 효모는 헤모글로빈 생성에 필요한 아미노산과 비타민 B 복합체, C, E, 그리고 철, 구리 등의 무기질을 골고루 가지고 있다. 엽산이 비교적 풍부한 식물성 식품에는 상추와 비름, 그리고 강낭콩을 비롯한 콩류와 견과류 등이 있다. 동물성 식품 중에서 엽산과 비타민 B_{12}를 풍부하게 가지고 있는 것은 간·콩팥·가다랑어·오리알·메기·대합·숭어 등이다. 그래서 국제연합식량농업기구(FAO)와 세계보건기구(WHO)에서는 철의 흡수율을 그 사람의 식사에 들어 있는 동물성의 양에 따라 구분하고 있다. 즉 동물성 식품의 칼로리가 전체의 10% 이하이면 철분 흡수율 상한을 10%, 동물성 식품의 칼로리가 10~25%인 경우에는 흡수율을 15%, 25% 이상인 경우에는 20%로 정해 놓고 있다. 이처럼 철분은 섭취하는 전체 양과 함께 식사의 구성이 매우 중요하다.

　특히 빈혈증이 있는 사람은 변비까지 있는 경우가 많으므로 채소와 과일, 해조류를 곁들여 먹는 것이 좋다. 조혈 작용을 촉진하는 능력이 있는 엽록소가 풍부한 쑥·쑥갓·우거지·파래 등을 섭취할 것을 권한다.

'엠프티(empty)' 식품을 피하라

설탕, 녹말, 정제유, 위스키, 진과 같은 증류주처럼 칼로리는 있으나 단백질·비타민·철분 등은 전혀 없는 식품을 가리켜 '엠프티 칼로리(텅 빈 칼로리)'라고 한다.

사람은 칼로리가 충분하면 음식 먹을 생각이 없어진다. 그런데 엠프티 칼로리가 많은 식품을 먹게 되면 칼로리에 비해 다른 영양소가 부족해지고 편식을 하게 된다. 그래서 칼로리를 많이 소모하지 않는 어린이나 여성, 노인들이 청량음료나 스낵, 사탕 등을 많이 먹을 경우 식욕이 떨어지고 영양이 균형을 잃어 빈혈 등의 영양 부족 상태가 되기 쉽다. 철분은 물론 철 흡수에 필요한 단백질과 비타민도 칼로리에 비해 적어지고, 빈혈이 나타날 확률이 높아진다. 철 결핍성 빈혈의 예방과 치료에 무엇보다 중요한 것은 규칙적인 식생활이다. 그런데 다이어트를 한다는 이유로 식사 조절을 잘못해 빈혈증에 걸리는 경우가 많다.

빈혈 증상이 있거나 저혈압인 사람은 인산과 피친산이 많이 들어 있는 식품은 먹지 않는 것이 좋다. 인산과 피친산은 철분과 매우 잘 결합하는 특성이 있어 이것이 체내 흡수를 방해하기 때문이다. 인산과 피친산은 정백하지 않은 곡류에 풍부하다.

그런데 이러한 자연 식품보다 훨씬 심각한 문제를 일으키고 있는 것이 바로 전 세계를 휩쓸고 있는 청량 음료인 콜라다. 콜라의 원료는 페루 등에서 나는 코카나무 열매의 추출액인데, 산뜻한 맛을 내기 위해 인산을, 검은색을 내기 위해 캐러멜 색소를 첨가한다.

콜라 속의 인산은 혀에 닿아 짜릿한 맛을 내주기는 하나 다른 음식을 통해 섭취한 철분을 강하게 결합시켜 체내에서 이용되지 못하게 한다. 게다가 카페인이 함유되어 있어 중독되기 쉽고, 대표적인 엠프티 칼로리 식품이다.

떫은맛을 내는 타닌이 철분의 흡수 방해

철분 흡수를 방해하는 또다른 성분은 바로 떫은맛을 내는 타닌(tannin)이다. 녹차 · 홍차 · 커피 · 감 · 상수리 · 도토리 등에 들어 있으며, 철분을 결합시키는 작용이 매우 강하다.

철은 녹아 있는 상태로 장에서 흡수되는데, 이것이 차나 커피를 만나게 되면 그 속에 들어 있는 타닌과 결합해서 타닌산철이 된다. 타닌산철은 흡수되지 않고 몸 밖으로 빠져나간다. 평소에 커피를 즐기는 사람도 빈혈기가 있을 때는 구기자차나 생강차 · 쌍화차 등으로 바꾸는 마시는 것이 좋다.

홍시나 단감, 곶감은 매우 우수한 식품이지만 빈혈 증세가 있거나 저혈압인 사람은 먹지 말아야 한다. 언뜻 보기에 홍시·단감·곶감에는 떫은맛이 나지 않아 타닌이 없는 것처럼 보이나 실은 그렇지 않다.

타닌은 두 얼굴을 가지고 있다. 물에 녹는 수용성일 때는 떫은맛이 나타나지만 물에 녹지 않는 불용성이 되면 떫은맛이 전혀 느껴지지 않는다. 특히 홍시·곶감·단감 속에는 불용성 타닌이 들어 있어서 단맛만 느껴진다. 그래서 감을 먹게 되면 철분이 흡수되지 않고 새치기 당하는 결과가 빚어지고 마는 것이다.

예부터 감이 성질이 냉한 식품으로 분류된 이유는 많이 먹을 경우 몸이 차가워지기 때문이다. 그 말이 과학적으로 입증된 셈이다. 감을 많이 먹으면 철분의 흡수 이용률이 떨어지기 때문이다. 이러한 이치는 타닌이 많은 도토리묵에도 그대로 적용될 수 있다. 따라서 빈혈증이 있는 사람은 도토리묵을 많이 먹지 않는 것이 좋다.

또한 빈혈은 일상 습관과도 상당한 관련이 있다. 빈혈이 있는 사람은 아침을 상쾌하게 맞으려는 노력이 필요하다. 빈혈이 있거나 저혈압인 사람은 흔히들 아침이 지겹다고 한다. 그 이유는 부교감 신경의 기능이 크게 작용하기 때문이다. 아침에 좋은 컨디션을 유지하기 위해서는 혈관을 수축시켜 교감 신경을 흥분시켜야 한다.

잠자리에서 아킬레스건을 쭉 펴고 기지개를 펴거나 후두부의 양쪽 움푹한 부위를 엄지손가락으로 세게 누르는 것이 좋은 방법이다. 몸이 차가워지면 혈관이 수축되고 교감 신경이 작용하기 때문이다. 찬물에 세수를 하거나 냉수 마찰을 해도 기분이 상쾌해진다. 심리적인 영향도 크므로 소리를 지르거나 큰 소리로 노래를 불러도 좋다. 음악을 듣는 것도 한 방법이다.

앞에서도 말했듯이, 식욕이 없다고 해서 아침 식사를 거르면 빈혈성 체질이 더욱 악화된다. 그보다는 몸과 위를 자극하기 위해 가벼운 운동을 하거나 냉수 또는 야채 즙, 찬 우유를 마시는 것이 좋다. 우유는 조금씩 씹는 듯 먹는 것이 좋으며, 귤과 사과 즙도 좋다. 닭 뼈 역시 조혈 효과가 있고, 말린 돼지 위(胃)를 하루에 20~30g 정도 먹으면 뛰어난 효과가 있다는 보고도 있다.

빈혈증인 사람은 식욕이 저하된 경우가 많으므로 조리법에도 신경을 써야 한다. 악성 빈혈에는 간 요리를 꾸준히 먹으면 좋다.

통풍과 식이요법

 술과 고기를 즐기는 40~50대 남성이 과음한 다음 날 엄지발가락에 붕대를 친친 동여매고 절룩거리면서 출근하는 모습을 가끔 볼 수 있다. 바람만 닿아도 아픔을 느낀다는 통풍이 도진 탓이다.
 통풍은 20~30년 전만 해도 우리나라에서는 쉽게 찾아볼 수 없었으나 식생활의 변천과 함께 이제 100명 중 2~3명이 시달리는 정도에까지 이르렀다. 과거와 달리 통풍의 원인이 되는 핵단백질인 퓨린이 포함된 쇠고기·닭고기·돼지고기 등의 육류 섭취가 늘었기 때문이다.
 중년 남성의 생활습관병에서 비만 다음으로 많이 발생하는 통풍은 엄지발가락이나 발등이 욱신거리고 벌겋게 부어오르는 관절염의 일종이다. 통풍의 직접적인 원인은 피 속의 요산 농도가 높아지는 데 있다. 요산은 영양분의 일종으로, 흡수된 단백질이 분해, 생성된 물질이다. 일부는 오줌으로 배출되나 피 속에는 항상 일정량의 요산이 유지된다. 그러나 단백질의 과다 섭취로 요산이 과잉 생산되거나 신장에 이상이 생겨 요산의 혈중 농도가 정상 이상으로 높아지면 요산의 결정체인 요산염이 만들어져 관절에 염증을 일으킨다. 영양 과잉, 특히 단백질 과다 섭취로 소화와 흡수, 배설 등의 대사 과정에 이상이 생겨 발병하는 것이다. 이 때문에 서양에서는 통풍을 귀족과 왕에게 많은 사치스러운 병이라는 의미로 '황제병'이라고도 불렀다.

고요산혈증 상태가 되면 그중 약 5% 정도가 통풍으로 발전하고, 나머지는 뚜렷한 증상 없이 지낸다. 통풍에 걸리면 초기에는 엄지발가락이나 발목 부위가 아프면서 화끈거리다가 아침이 되면 말짱해지는 증세가 3~6일 정도 반복된다. 이 같은 초기 증세가 있은 다음에는 다시 정상으로 돌아오고, 몇 개월에서 길게는 3년 뒤에 또다시 통증이 찾아온다. 이후 발작 주기는 점점 짧아져 만성 통풍으로 발전해 관절이나 귀가 부어오른다. 이 때문에 환자들 대부분이 초기에는 대수롭지 않게 지나치고 만성화되어서야 병원을 찾는다. 통풍이 만성화되면 손이나 손가락 관절, 어깨 관절에까지 통증이 오고, 심하면 손·발가락이 변형되고 신장과 심장에까지 번진다. 뇌줄중·관상 동맥 질환·뇌혈관 장애 등의 합병증을 유발하기도 한다.

중년 이상의 남성, 그중에서도 뚱뚱하고 얼굴이 붉은 사람에게 통풍 환자가 많다. 성별로는 환자의 90% 이상이 남성이다. 과로하거나 스트레스를 많이 받는 사람은 더욱 주의해야 한다.

통풍이 발가락과 손가락에 잘 나타나는 것은 이 부위가 가장 체온이 낮아 요산염이 쉽게 형성되기 때문이다. 특히 통풍은 류머티즘과도 비슷해 병원에서도 종종 오진하는 경우가 있다. 또 완치가 힘들고 재발이 잦아 한번 걸리면 평생을 괴롭힌다.

통풍 치료는 당뇨병처럼 평생 지속되어야 한다. 의사의 지시에 따라 요산 이뇨제나 요산 합성 억제제 등을 시간에 맞춰 정확히 복용하는 것이 중요하다. 요산의 혈중 농도를 정상으로 꾸준히 유지해 주는 것만이 통풍을 예방하는 방법이기 때문이다.

이와 함께 식이 요법도 효과적이다. 지방은 요산의 배설을 억제하므로 피하는 것이 좋고, 대신 요산 배설을 증가시키는 당질을 많이 섭취한다. 체내에서 요산을 형성하는 퓨린이 많이 함유된 식품인 멸치·고기 국물·내장류·청어·연어·고등어는 완전히 금하고, 쇠고기·닭고기·생선류·콩·시금치·감처럼 보통량의 퓨린이 들어 있는 식품도 섭취량을 줄인다. 알코올 역시 요산 분비를 억제하므로 피한다.

당뇨병과 식이 요법

　당뇨병에는 특별한 특효약이나 식품이 있을 수 없다. 따라서 올바른 식이요법을 알고, 이를 제대로 실행해야만 건강하게 사회 활동을 할 수 있고, 장수도 가능하다. 당뇨병을 고치는 것은 그 누구도 아닌 바로 자기 자신이라는 사실을 명심해야 한다.

　당뇨병에 걸린 사람이 특별히 금해야 할 식품은 없다. 무엇이든 먹어도 괜찮기 때문에 식단에 다양한 변화를 줄 수 있다는 이점이 있다. 또한 다른 질병처럼 조미료나 향신료 제한도 별로 까다롭지 않다. 그래서 일반인의 식사와 큰 차이가 없고, 지나치게 제한하거나 과식하지 않고 한두 가지 식품에만 의존하지만 않으면 된다.

　당뇨병은 유전적 영향이나 생활 또는 식사의 균형이 무너질 때 발병한다. 그렇기 때문에 치료 역시 생활이나 식사의 불균형을 개선하는 일부터 시작해야 한다.

과식을 피하고 균형 잡힌 식사를 한다

비만인 사람은 먼저 체중을 표준에 가깝게 조절해야 한다. 일반적으로 살이 찌는 경우는 영양이 좋아서라기보다는 어떤 것은 과잉되고 어떤 것은 부족하면서 열량은 과잉되기 때문이다. 대체로 이런 사람에게 부족되기 쉬운 식품은 채소류가 가장 많다.

일반적으로 당뇨병에는 단 음식이나 밥과 같은 곡류는 무조건 제한해야 한다고 생각하는데, 이것은 매우 잘못된 생각이다. 이보다는 부족한 것은 더 먹고 지나친 것은 줄이는 짜임새 있는 식사 계획과 실행이 중요하다. 아래의 '식사 교환표'와 '4군 점수법'을 이용하면 하루에 어떤 식품을 얼마나 먹어야 하는지 알 수 있을 것이다.

1. 우리가 먹는 식품을 영양 성분의 특징에 따라 크게 4그룹으로 나눈다.
2. 각 식품마다 1점에 80cal 단위로 섭취량을 결정한다. 예를 들어 우유는 140g으로 80cal의 열량을 내므로 140g을 1점으로 치면 된다. 달걀은 50g에서 80cal의 열량이 나므로 달걀 1개의 무게가 곧 1점이 된다. 이런 식으로 식품의 무게를 미리 측정해 일람표를 작성해 두면 매우 편리하다.

위의 1과 2를 조합하면 식품의 종류와 양을 쉽게 조절할 수 있다. 또 식품마다의 영양소를 일일이 걱정하지 않아도 될 뿐만 아니라 꼭 필요한 영양소를 확보할 수 있다. 이 4가지 식품 그룹의 특징과 먹는 방법은 다음과 같다.

■ 제1군 : 우유와 달걀

　우유와 달걀은 그 자체로 송아지나 병아리의 영양을 충족시킬 수 있을 만큼 영양소가 잘 균형 잡혀 있는 우수한 식품이다. 그렇기 때문에 이 두 가지는 무엇보다 우선적으로 섭취해야 한다. 대표적인 유제품으로는 탈지 우유·요구르트·치즈 등을 꼽을 수 있다. 우유와 유제품으로 섭취해야 할 양은 2점, 즉 160cal이다. 비만이나 고혈압, 동맥 경화, 고지혈증 등으로 포화 지방산의 섭취를 줄여야 하는 사람은 우유 1점에 탈지 분유 1점(2점 모두 탈지 분유로 섭취해도 무방)을 먹으면 된다. 탈지 분유는 23g이 1점으로, 우유 200ml(1.4점)와 그 성분을 비교해 보면 지방분을 제외하고는 대체로 더 우수하다. 요리에 사용해도 좋다는 장점이 있다.

　달걀은 중간 정도 크기의 것 1개(50g)가 1점이고, 메추리알은 5개 정도가 1점(50g)이다. 건강한 사람은 하루에 반드시 1점을 먹는 것이 좋고, 콜레스테롤 수치가 높은 사람은 하루에 반 개, 즉 0.5점을 먹으면 된다. 콜레스테롤을 그다지 걱정하지 않아도 되는 사람은 하루에 1점을 먹는 것이 좋다.

　결론적으로, 양질의 단백질을 섭취하기 위해서는 매일 우유와 유제품을 2점, 달걀로 1점(또는 0.5점) 두 종류를 합해 총 3점을 충족시켜 준다. 동시에 식사 조절에 신경 쓰고, 처방대로 인슐린 주사를 맞고 정기적으로 의사의 진찰을 받는 등 세심하게 몸을 돌봐야 한다.

당뇨병은 한마디로 영양소의 하나인 당질이 체내에서 쓰이기 위한 기능에 이상이 생긴 것이다. 당질에는 녹말 같은 포도당으로만 결합된 것과 설탕이나 유당처럼 포도당 이외에 다른 당분이 결합된 것이 있다. 그러나 이들이 인체 내에서 사용될 때는 모두 포도당으로 바뀌어 혈액 속으로 들어가게 되어 있다. 그러나 이것만으로는 에너지가 될 수 없다. 에너지가 되기 위해서는 근육이나 지방 조직 중에 파고 들어가야 한다. 이 조직 중에 들어가기 위해 필요한 패스포트 역할을 하는 것이 곧 췌장에서 분비되는 인슐린 호르몬이다. 그래서 인슐린이 충분하면 포도당이 조직 중에 자유롭게 들어가 이용된다. 반대로 부족한 경우에는 조직 중에 들어가지 못하고 혈액 속을 방황하게 된다. 그래서 당뇨병을 인슐린 작용이 부족하여 포도당이 제대로 이용되지 못하고, 그로 인해 다른 여러 가지 장애가 일어나는 질병이라고 정의하기도 한다.

췌장에는 외분비 기능을 가진 선세포와 내분비 기능을 하는 섬이 있는데, 이것을 랑게르한스섬이라고 하며 그 수가 약 1백만 개에 이른다.

한 동물 실험 결과에 의하면 콩은 췌장을 비대하게 한다고 한다. 비대해진 세포를 살펴보면, 세포 자체가 커지기도 하고, 또 세포 분열을 일으켜 그 수가 증가하기도 한다. 여기에서 비대해진 것은 랑게르한스섬이고, 증식된 세포는 인슐린의 분비를 담당하는 B세포, 즉 골수에 유래하는 세포다.

생활습관병, 그중에서도 특히 당뇨병과 고혈압 환자가 거의 없는 장수촌 사람들이 콩을 많이 섭취한다는 것은 매우 흥미 있는 사실이다.

콩에는 단백질이 40%, 지방분이 18%나 들어 있다. 콩의 지방분은 리놀산이 50%, 리놀렌산이 6%로, 이러한 불포화 지방산은 동물성 지방의 과잉 섭취에서 오는 콜레스테롤의 피해를 막아 준다. 또한 콩기름에는 비타민 E가 100mg이나 들어 있어 미용과 노화 방지에도 효과적이다.

심장병 · 동맥 경화 · 고혈압 등을 유발하지 않는 식품으로 알려진 콩에는 레시틴이라는 인지질이 풍부한데, 이 레시틴은 뇌에 30% 간장 · 신장 · 폐장 · 췌장 · 심장 등에 10%, 그리고 근육에 3% 가량 들어 있는 매우 중요한 성분이다. 레시틴과 콜레스테롤의 비율은 세포 활동을 제한한다. 이는 곧 레시틴 양이 적으면 세포의 활동이 무디어져 병이 생기기 쉽고, 노화가 촉진된다는 의미다.

■ 제2군 : 생선 · 조개 · 육류 및 콩류

생선과 그 가공 식품 또는 육류나 그 가공 식품으로 2점을 섭취해야 한다. 제1군에 속하는 달걀을 부득이하게 0.5점만 섭취해야 하는 사람은 그 부족한 만큼의 단백질을 제2군으로 보충해 준다. 그런 경우에는 어패류나 육류의 하루 섭취량을 2.5점으로 늘린다.

동물성 식품을 섭취하는 경우에 어패류만을 먹거나 육류만을 먹는 것은 상관없으나 육류를 먹을 때는 가능한 한 지방분이 적은 것을 고른다. 생선의 1점은 연어로는 60g, 전광어로는 120g(살코기로는 70g) 정도다. 그러나 육류에서의 1점은 지방 함량에 따라 그 차이가 심하다. 어린 닭고기는 65g이 1점인 데 반해 삼겹살은 25g이 1점이다. 이 들을 비교해 보면 어린 닭고기가 삼겹살보다 지방분이 훨씬 적기 때문에 상대적으로 단백질 함량도 더 높다는 것을 알 수 있다.

제2군 식품을 통해서는 양질의 단백질을 섭취해야 하므로 1점에 대한 무게가 많을수록 더 유리한 식품이 된다. 삼겹살이 25g으로도 1점이 되는 것은 열량이 높은 지방분을 많이 가지고 있기 때문이다. 그래서 너무 기름진 음식을 먹으면 단백질을 소요량만큼 섭취하지 못하는 위험이 뒤따른다.

특히 어패류 가운데 조개 · 새우 · 게 · 문어 · 오징어 등에는 콜레스테롤이 많으므로 혈중 콜레스테롤 수치가 높은 사람은 이들 식품을 과잉 섭취하거나 계속해서 먹는 것은 좋지 않다.

어패류나 육류 가공품 중에서도 원료가 불분명하거나 지방과 소금이 많은 것은 되도록 삼간다. 콩 제품은 하루에 1점을 섭취해야 하는데, 두부로 반 모 정도가 가장 적당하다.

■ 제3군 : 채소 · 감자류 · 과일류

제3군은 채소 1점, 감자류 1점, 과일 1점을 고루 섭취해야 한다. 채소는 열량이 낮기 때문에 여러 가지를 섞어서 약 300g이 1점이 된다. 같은 채소류 중에서도 카로틴 성분이 풍부한 식품이 있다. 카로틴은 체내에서 비타민 A로 바뀌어 이용되기 때문에 카로틴을 많이 함유한 채소는 자연스레 비타민 A의 소중한 공급원이 된다.

일반적으로 카로틴이 풍부한 채소를 녹황색 채소라 하고, 그 밖의 채소를 담색 채소라고 하는데, 이 두 가지를 균형 있게 섭취하는 것이 좋다. 녹황색 채소를 섭취하는 것은 비타민 C보다는 카로틴을 공급하는 것이 주목적이다. 그러므로 날것으로는 물론 조리해서 먹어도 좋다. 카로틴은 열에 강하고 기름과 함께 먹으면 더욱 흡수가 잘되고 영양 효율도 향상된다.

이와 반대로 담색 채소로는 비타민 C를 공급해야 한다. 따라서 날것으로 먹을 수 있는 것은 가능하면 날것으로 섭취한다. 비록 찌거나 삶아서 비타민 C가 손실된다 하더라도 하루에 1점만 섭취하면 부족되지 않는다.

녹황색 채소와 담색 채소를 섞어서 1점을 섭취할 경우에는 약 300g 정도를 먹어야 하는데, 이 중 1/4 이상은 풋고추나 피망 등의 녹황색 채소로 보충하는 것이 좋다.

감자류를 통해서도 1점을 보충해야 하는데, 당뇨병 환자는 당분 조절이 필요하므로 고구마보다는 감자를 섭취하는 것이 좋다. 감자는 1개(100g)면 1점이 된다.

또한 과일로도 1점을 섭취해야 하는데, 사과는 1개, 귤은 2~3개 정도가 1점이다. 당질을 억제하기 위해서는 바나나 파인애플처럼 당분 함량이 많은 것은 가능하면 피한다.

미식과 과식, 그리고 비만은 당뇨병을 유발하고, 증상을 악화시킨다. 당뇨병의 식사 요법에서 가장 중요한 것은 섭취 열량을 제한해 살이 찌지 않도록 하는 일이다. 그렇다면 식사는 얼마나 제한하는 것이 좋은가? 표준 체중을 유지할 수 있는 최저 열량을 섭취하는 것이 가장 좋다. 일반 성인의 경우에는 표준 체중을 다음과 같은 방식으로 계산한다.

〔신장(cm) - 100〕×0.9 = 표준 체중

단, 신장이 150cm 이하인 사람은 자기 키에서 100을 뺀 수치를 표준 체중으로 하면 된다. 이와 같은 방법으로 표준 체중이 정해지면 처음에는 체중 1kg당 25cal 비율로 하루에 필요한 총 칼로리를 결정한다.

1일 총 열량(cal) = 표준 체중×25

이 공식에 해당하는 열량이면 비만인 사람의 경우 평소 먹는 식사량의 절반 또는 2/3 정도 될 것이다. 이것을 따라 식사를 제한하면 점차 살이 빠져 표준 체중에 가까워진다.

일단 체중을 표준으로 조절한 다음에는 개인마다의 육체 노동(활동) 정도에 따라 1kg당 30~35cal 정도를 늘려도 괜찮다. 즉 당뇨병 환자가 열량을 결정할 때는 현재의 체중이 아닌 표준 체중을 기준으로 삼아야 하는 것이다. 표준 체중에 도달한 다음에는 그것을 유지할 수 있는 최저량을 섭취하는 일이 무엇보다 중요하다.

■ 제4군 : 곡류 · 설탕 · 지방분

제4군에 속하는 식품들은 주로 칼로리를 많이 내는 열량 식품이다. 그래서 체중을 조절할 때는 주로 이 제4군의 식품을 이용한다. 제4군 식품의 점수 구분은 다음과 같다.

- 곡류(밥 · 빵 · 면류 등) : 8점 (밥 1점은 공기로 1/2 정도다)
- 설탕 : 0.5점(10g) 이하
- 지방 : 2~2.5점(13~18g)

이 세 가지를 합하면 10.5~11점이 된다. 그러나 제4군의 열량 점수 섭취는 1 · 2 · 3군과는 달리 반드시 먹어야 하는 것은 아니다.

1 · 2 · 3군을 통해 9점, 그리고 제4군을 통해 11점을 합치면 모두 20점, 즉 1,600cal가 된다. 특별히 감량해야 할 필요가 있는 경우에는 하루 1,500cal 또는 1,200cal로 줄이기도 한다. 이러한 사람은 하루에 20점 이하, 즉 18점(18 80=1,440cal)나 15점(15 80=1,200cal)을 섭취한다. 이럴 때는 우선 설탕을 0.5점으로 억제하고, 나머지는 곡류로 줄인다. 지방분은 지나치게 억제하지 않는다. 감량할 경우에는 1 · 2 · 3군을 제대로 섭취해야만 4군을 억제해도 영양이 부족되지 않고 공복감도 심하지 않다.

표준 체중을 유지하고 있지만 노동(활동)으로 인해 하루 20점의 식사로는 도저히 배가 고파서 견디기가 어렵다면 제4군의 곡류를 3~5점 정도 더 늘려도 무방하다. 제4군은 곧 열량 조절에 관건이 되는 식품군이라 할 수 있다.

설탕의 0.5점은 약 10g 정도인데, 이 양은 목표량이 아니라 최대 양임을 명심해야 한다. 그리고 지방분은 가능하면 식물성 기름 위주로 섭취하는 것이 좋다. 식물성 기름은 혈액 중의 콜레스테롤을 낮춰 주고 비타민 A·D·E 등의 흡수를 좋게 해 주기 때문에 전혀 먹지 않는 것은 오히려 좋지 않다. 아무리 비만인 사람이라도 최소한 2점은 섭취해야 하며, 보통 사람은 2.5점 정도 섭취하는 것이 좋다. 식물성 기름의 1점은 약 9g이다.

제4군에 속하는 식품 중에는 기호품(밤·은행·땅콩 등)도 포함된다. 이들 식품은 매일 먹지 않아도 되나 대부분 열량이 높으므로 섭취했을 때는 열량 점수를 가산해야 한다.

특히 설탕이 많이 들어 있는 케이크는 1개가 4점이나 되기 때문에 한 쪽만 먹어도 제4군의 예정 점수인 11점의 절반 가량을 차지한다. 알코올 음료(술)와 콜라, 사이다 또한 열량이 높다. 청주는 75g이 1점이므로 술을 마실 때는 그 양도 하루 총 열량에 계산해 넣어야 한다. 이처럼 제4군 식품은 열량이 높으므로 무엇이든 하나를 섭취하면 다른 하나는 줄여야 한다.

가공 식품이나 인스턴트 식품은 주재료가 어느 식품군에 속하는지에 따라 이를 판단해야 한다. 가령 햄버그나 스테이크는 다진 고기가 주원료이므로 제2군에 속한다고 할 수 있다. 그러나 그 속에 들어 있는 고기의 양을 판단하기 어려울 뿐만 아니라 이미 가공되어 있어 그것을 완전히 고기라고 보기도 어렵다.

제4군의 점수법은 건강 관리를 위해 식사의 질과 양을 체크하려는 것이다. 그러므로 이미 조리된 식품을 사서 그대로 식탁에 올리는 일은 삼가야 한다.

한편 소금을 비롯한 간장이나 소스, 향신료 등은 1~4군의 식품군에 포함하지 않는다. 음식에 따라 사용량이 각각 다르고, 기호 식품이 많으며, 열량도 거의 없어 사용법을 규제하고 있지는 않으나 소금을 제한할 필요가 있는 사람은 사용량을 잘 조절해야 한다.

당뇨병에 걸리면 췌장에서 분비되는 인슐린 호르몬의 작용이 부족되어 혈액 중의 포도당, 즉 혈당이 세포에 들어가기 어려워져 제대로 이용되지 못하고 혈관 속을 빙글빙글 공전하기 때문에 혈당이 증가하고 소변으로 당이 섞여 나간다. 에너지원이 되는 당질의 이용이 원활하지 않다 보니 당질뿐만 아니라 지방과 단백질, 물, 무기질 대사에까지 이상을 초래하고, 결국 거의 모든 기관에 영향을 끼쳐 여러 가지 합병증을 유발한다. 사실, 당뇨병 자체보다는 당뇨병으로 인한 합병증이 훨씬 무섭다. 식사 요법만으로 당뇨병을 조절할 수 없는 경우에는 내복약이나 인슐린을 사용하게 되는데, 이때도 식사 요법을 소홀히 해서는 안 된다. 제아무리 효험이 뛰어난 약을 먹는다고 해도 식사에 신경을 쓰지 않으면 당뇨병은 결코 극복할 수 없다.

특히 증세가 가벼우면 자각 증상이 없기 때문에 2~3개월 정도만 식사를 제한하고 다 나은 것으로 착각하는 경우가 많은데, 이 또한 잘못이다. 올바른 식이요법을 꾸준히 지속한 사람보다 그렇지 않은 사람이 합병증으로 고생하는 경우가 훨씬 많은 것만 보아도 식사

요법의 중요성을 쉽게 알 수 있다.

즐겁게 먹으면서 당뇨병을 이긴다

당뇨병은 이제 '국민병'이라 불릴 만큼 흔한 질병이지만 불과 20~30년 전만 해도 우리 한국 사람에게서는 보기 드문 질병이었다. 그러던 것이 이렇게 흔해진 것은 바로 생활 환경의 변화 때문이다.

먹을 것이 풍부해지면서 맛있는 것을 풍부하게 먹을 수 있고, 문명의 발달로 기계에 의존하는 일이 많아지면서 걷는 양이 적어지고 노동력 절감이 가능해지다 보니 자연스레 섭취 에너지와 소비 에너지의 균형이 무너졌고, 이는 결국 체중 증가와 당뇨병 증가를 가져왔다. 생존 경쟁과 정신적 불안 또한 이에 가세했다.

꽁보리밥에 된장, 김치가 고작이었던 과거에는 당뇨병이 거의 없었다. 그러나 한 톨의 쌀도 아끼고 절약하던 그때와는 달리 음식의 고마움을 느낄 수 없을 만큼 식단이 풍부해지면서 당뇨병도 증가하기 시작했다.

당뇨병은 췌장에서 분비되는 인슐린 호르몬의 작용이 불충분할 때에 일어난다. 즉 섭취되는 열량이 지나치게 많거나 운동 부족으로 에너지 소비가 적거나, 피로가 겹쳐 인슐린이 제대로 작용하지 않을 때 생긴다. 인슐린을 보충하는 방법도 있으나 올바른 식사만큼 중요한 것은 없다. 특히 복잡하고 바쁜 현대 사회에서 자신을 상실해서는 당뇨병에 걸릴 확률이 높다. 자연에 순응하는 생활을 통해 우리 몸이 갖고 있는 건강 유지 능력을 되찾아야 한다. 굼벵이나 번데기가 좋다는 말을 듣고 민간요법을 맹신하는 사람도 있으나 이를 믿는다는 것은 어리석은 일이다.

당뇨병에 걸리면 입이 마르거나 식욕이 이상적으로 증가한다. 또 갑자기 살이 빠지거나 권태감이 느껴지고 성욕이 감퇴하며, 월경 이상과 시력 장애 등이 온다.

직계 가족 중에 당뇨병을 앓고 있는 사람이 있다면 빨리 소변 검사를 해 보는 것이 좋다. 당뇨병은 완전히 고치기 어렵지만 자기 관리를 잘하면 당뇨병으로 사망하는 일은 절대로 없다고 한다. 또 당뇨병이 있으면 동맥 경화나 신장병에 걸릴 위험이 높으므로 특히 신경 써야 한다. 당뇨병을 위한 올바른 식이요법을 위해서는 식품 영양에 대한 전문 용어도 알아둘 필요가 있다. 지나치게 음식에 집착하면 식품을 먹는 것이 아닌 영양을 보충하는 것이 되어 음식을 먹는 일이 무미건조해지므로 이에도 신경 써야 한다.

당뇨 환자를 위한 식이요법은 환자뿐만 아니라 음식을 만드는 사람도 잘 알아야 한다. 모든 가족의 이해와 협력이 매우 중요한 것이다. 특히 표준보다 체중이 많이 나가는 사람은 항상 당뇨병을 걱정해야 한다. 오랜 시간에 거쳐 진 살을 단기간에 빼려고 하는 것은 매우 위험한 일이라는 것도 명심해야 한다. 이때는 음식의 양으로 조절해야지 약을 복용하거나 절식으로 체중을 줄이려는 생각은 절대 삼가야 한다. 과격한 운동도 피하고 빨리 걷기 · 계단 오르기 ·

자전거 타기 등의 가벼운 운동을 한다.

언제부터 과로했는지, 언제부터 걱정으로 인해 잠을 이루지 못했는지 생각해 볼 필요도 있다. 생활 템포가 빠르지는 않은지도 살필 일이다.

음식을 천천히 먹는 것 역시 당뇨병을 위해서 매우 현명한 일이다. 똑같은 양을 먹는데 먹는 속도가 무슨 상관이 있냐고 생각하는 사람도 있을 것이다. 그러나 음식을 천천히 먹으면 포만감은 덜하나 소화 흡수율이 향상되고, 나중에 시장기도 덜하다. 밥을 후딱 먹어 치우는 것만큼 당뇨 환자에게 나쁜 것도 없다. 당뇨병인 사람은 일상에 필요한 에너지를 초과 섭취하는 것이 가장 중요하다는 것을 알아야 한다. 매일 먹는 식품의 종류와 양을 미리 정해 두는 것도 좋다. 또한 식품은 열량을 중심으로 무게를 잰다. 번거로울 수도 있으나 익숙해지면 별로 어렵지 않다. 건강한 사람도 매일 먹는 식품의 종류와 양을 관리하면 병에 걸릴 확률이 줄어든다.

반찬을 조리할 때는 소금과 설탕 양을 줄여야 한다. 짠 반찬을 먹으면 아무래도 밥을 많이 먹게 되고, 설탕은 칼로리가 높기 때문이다. 앞에서도 지적했듯이 짠 음식은 고혈압이나 동맥 경화 등의 혈관계 질병을 유발하므로 삼가는 것이 좋다. 지금까지의 반찬 개념을 버리고 모든 식품의 재료가 주식이라는 생각을 하면 과식을 피할 수 있고, 식품 본래의 맛도 즐길 수 있다.

당뇨병만을 치료하기 위한 특별한 식사는 없다고 보아도 된다. 한두 끼로 그치는 것이 아니라 오래 지속되어야 하는데, 매 끼 특별한 음식을 차린다는 것은 매우 힘든 일이기 때문이다. 그러므로 온 가족이 함께 먹을 수 있는 음식을 만들되, 차이를 둔다면 소금이나 조미료를 조절하는 정도로 족하다. 그러면 환자의 소외감도 덜어 줄 수 있고, 가족들 역시 건강에 좋은 식사를 할 수 있다. 당뇨가 있는 가족 앞에서 아이스크림이나 과자 등의 간식을 먹는 일도 삼가야 한다.

열량을 제한해야 하는 사람도 간식을 먹을 수 있다. 당뇨 환자는 한 끼의 식사량이 적기 때문에 점심에서 저녁까지의 시간이 너무 길게 느껴져 저녁에 과식할 우려가 있다. 이를 해소하기 위해서는 처음부터 간식을 계획해서 하루 총 열량에 간식도 포함한다. 예를 들어 저녁 식사 1시간 전, 즉 시장기가 들 때 크래커 2장이나 과일 반 개 정도를 먹는다. 제한해야 하는 식품이라도 조금만 신경을 쓰면 먹는 즐거움을 누릴 수 있다. 이를 위해서는 규칙적인 식사 시간을 정하고, 그것을 꼭 지키려고 노력해야 한다.

공복감을 덜기 위해 칼로리가 낮은 식품, 즉 채소(오이·콩나물·배추·상추 등), 미역, 톳 등의 해조류(소금 바른 김은 문제가 있다)와 버섯, 야채 수프 등을 먹는 것도 좋다.

당뇨병을 고친다고 하루에 두 끼만 먹는다거나 채식만 고집한다거나 체중을 줄이는 약을 복용하는 것은 절대 금물이다. 식이요법을 충실하게 한다면 건강한 사람과 다를 바 없이 생활할 수 있으며, 나아가 장수도 가능하다는 믿음을 가져야 한다.

비만과 식이 요법

건강한 생활의 기본은 식사

한 끼도 거르지 않고 먹어야 하는 음식, 이것이 바로 건강한 생활의 기본인 줄 알면서도 우리는 우리의 식생활이 아직도 비과학적이고 비합리적이라는 사실을 깨닫지 못하고 있다.

이 세상에는 굉장히 많은 질병이 있고, 그 대부분은 식생활과 관련이 깊다. 특히 당뇨병·신장병·동맥 경화·고혈압·심장병·위장병·위암·뇌일혈 등은 식생활과 밀접한 관련이 있으며, 불균형한 장기적인 식생활은 이들 질병의 원인이 된다.

쌀밥만 먹으면 위 하수나 위 확장 등으로 인해 위장이 나빠지고 혈관이 상하며, 동맥 경화와 고혈압 위험이 높다.

병은 절대로 갑자기 생기지 않는다. 원인이 무엇이든 오랫동안 서서히 우리 몸에 이상을 일으키다가 결국 어떤 증상으로 나타난다. 질병에 따라서는 갑자기 배가 아프거나 열이 많이 나는 경우도 있지만 전혀 위급한 증상이 나타나지 않는 경우도 있다. 그러나 우리 몸에 일어나는 어떤 사소한 변화라도 결국에는 여러 가지 병의 시작이 되므로 항상 주의해야 한다. 특히 건강에 반드시 필요한 영양소가 부족 또는 과잉되거나 불균형이 지속되면 건강이 점차 나빠진다.

영양 섭취의 불균형으로 영양 상태가 나빠지면 몸에 문제가 생긴다. 밀워키 시의 체중 감량 클럽 회원 중 7만 3천 명의 비만인을 대상으로 한 조사는 이렇게 밝히고 있다.

'23~34세의 여성으로, 비만도 약 5%인 사람(표준 체중보다 체중이 5% 더 나가는 사람) 중 담석 경험자는 6%, 비만도 50% 중에서는 12%, 50% 및 그 이상에서는 18%로 나타났다.'

연령에 상관없이 남자나 여자 모두 비만도와 담석률은 비례했다. 보통 비만을 당뇨병의 가장 큰 원인으로 보는데, 비만도가 증가하면 당뇨병에 걸릴 확률도 그만큼 높아진다.

밀워키 시 체중 감량 클럽 회원 7만 3천 명에 대한 또다른 조사 결과는 다음과 같다.

'비만도가 가장 낮은 군은 비록 나이가 50세~59세라도 100명에 2명 이하였다. 그러나 비만도가 50%를 넘으면 4배 이상인 8명으로 증가했다. 그리고 어느 연령에나 상관없이 비만도의 상승은 곧 당뇨병의 상승으로 이어졌다.'

비만은 심장병 발생 위험을 높인다

심장병의 원인은 동맥 경화지만 동맥 경화를 진행시키는 위험 요소는 혈액 속의 콜레스테롤의 농도와 고혈압 등이다. 콜레스테롤 수치의 상승은 고혈압과도 직접적으로 연관된다. 뚱뚱한 사람에게 담석이 많다는 것은 이미 앞에서 밝혔지만 구미 여러 나라의 담석은 콜레스테롤이 굳어서 생기는 콜레스테롤계 담석으로, 담석에 이 되기 쉬운 뚱뚱한 사람은 몸속에 콜레스테롤이 많다는 것을 그대로 보여 준다. 그래서 비만과 높은 콜레스테롤 수치, 즉 고혈압, 심장병은 모두 밀접하게 연관되어 있다. '비만 높은 콜레스테롤 및 고혈압 심장병 증가'라는 도식이 성립된다는 말이다. 이 사실은 심장병과 관련, 세계적으로 가장 유명한 역학 조사인 프레밍햄 조사에서도 밝히고 있다.

이 조사는 체중 증가가 혈액 속의 콜레스테롤이나 중성 지방은 물론 혈압도 상승시킨다는 것을 보여 주고 있다. 그 밖에 다른 조사들 역시 모두 이 사실을 증명하고 있다.

"50세의 남자로, 신장 179cm, 체중 77kg의 표준 체중자는 앞으로 25년을 더 살 수 있다. 그러나 체중이 60% 증가할 경우 이 사람은 18년밖에 살 수 없게 된다."

이는 비만인에게 많은 당뇨병이나 심장병과 같은 특별한 병에 걸리지 않더라도 결과는 같다고 한다. 뚱뚱한 사람은 병에 걸리면 그 병을 이겨내지 못한다. 일본의 스모 선수가 좋은 예다. 평균 수명이

〈표4〉 비만과 질병의 상관 관계(영국·미국 보험 회사 조사 자료)

1 어떤 나이에서도 비만인 사람은 사망률이 높다.
2 사망 위험은 30세부터 20년에 걸쳐 상승한다. 그 뒤에는 위험도가 약간 완만해진다.
3 고혈압이 있고, 집안에 심장병 환자가 있는(심장병의 가족성 인자를 가지고 있는 사람) 경우는 더욱 위험도가 높다.
4 위험 정도는 비만 정도에 비례한다.
5 비만인 사람이 심장병이나 신장병으로 죽을 확률은 50%나 더 높다. 당뇨병까지 겹치면 그 위험도가 더욱 상승한다.
6 50~65세에 보험에 가입한 경우는 비만인이나 그렇지 않는 사람이나 사망률에 큰 차이가 없다. 그러나 15~34세에 가입한 사람의 경우는 큰 차이가 있다.

[자료 제공 : 영국 왕립의학조사회의 사회의학부회의]

약 80세에 가까운 일본에서 스모 선수들의 평균 수명이 50대 중반인 것만 보아도 쉽게 알 수 있다.

비만과 식사 횟수

체중이 1kg 늘면 그에 따라 혈관도 늘어나는데, 모세 혈관까지 합치면 5km 이상 증가한다고 한다. 하지만 단기간에 살을 빼겠다는 욕심에 무리한 감량을 하게 되면 얼굴과 배, 다리 등에 있던 군더더기 지방은 줄어들지 않고, 생리적으로 중요한 기관, 즉 간장 · 신장 등이 쭈글쭈글해지는 경우가 있다. 이는 결국 빈혈 · 생리 불순 · 간장 장애와 같은 건강 장애를 가져온다. 이러한 사실은 미국의 군의관 '베로이트' 박사의 실험으로 입증되었다.

비만증인 군인들을 대상으로 기아 요법과 1,000cal를 제한한 지방식(脂肪食)의 두 그룹으로 나누어 실험을 해 본 결과 두 그룹 모두 체중이 줄었다. 그러나 지방식 그룹은 군더더기 지방이 빠진 반면 기아 요법 그룹은 주로 몸을 구성하는 단백질, 즉 혈액과 근육, 내장 등이 줄어 체중이 감소한 것이었다. 갑자기 식사량을 줄이면 그만큼 수명이 단축되는 결과가 나고 마는 것이다. 식사 횟수를 줄인다고 해서 체중 감소 효과를 거둘 수 있는 것도 아니다. 아침이나 점심 식사를 거르더라도 배가 고파 저녁 식사를 많이 하거나 모르는 사이에 간식을 먹는 경우가 많기 때문이다.

식사 횟수를 줄이게 되면 오히려 살이 더 찌기 쉽다. 모자라는 영양을 조금이라도 저장해 두려는 비상 수단을 취하기 때문이다. 그 결과 적게 먹어도 쉽게 체지방으로 바뀌어 버린다. 오랫동안 식사 횟수를 줄인 동물을 조사해 본 결과 위나 장이 커지기도 하고, 소화액 분비가 많아져 음식의 소화 · 흡수가 촉진되어 오히려 지방이 잘 축적된다는 사실을 확인할 수 있었다.

'프라하 영양 연구소'에서 행한 실험도 이를 입증하고 있다. 같은 양을 적은 횟수에 걸쳐 먹은 경우보다 여러 번에 나누어 먹은 쪽이 피하 지방이 덜 붙고, 체중 증가 폭도 적었다고 한다. 반면 식사 횟수를 줄이면 줄일수록 체중이 증가하고, 혈중 콜레스테롤 양도 증가했다. 식사 횟수가 적을수록 심장병 발생 빈도도 높았다. 나아가 식사 횟수를 줄이면 줄일수록 혈당치를 정상으로 유지하려는 힘이 떨어져 췌장 기능이 약화되어 당뇨병에도 잘 걸린다고 한다. 결국 무조건 식사 횟수를 줄이는 노력보다는 하루 3회, 노인이라면 그 이상을 매 끼 포식하지 않고 적절하게 섭취하는 것이 비만 예방뿐 아니라 장수의 비결이라는 것이다.

표준 체중이란?

비만증에 대한 연구가 가장 발달한 미국의 통계를 보면 표준 체중보다 20% 더 무거운 것만으로도 남자는 정상인에 비해 사망률이 25%나 높다고 한다. 30% 이상이면 42%나 높아진다고 한다. 여성의 경우 역시 표준 체중보다 20% 무거우면 21%, 30% 무거우면 30% 사망률이 높아진다. 비록 남성보다 낮다고는 해도 그 실태는 정말 놀랍다.

그렇다면 표준 체중이란 무엇일까? 우리나라에서 아직도 통용되고 있는 것은 19세기의 후반, 프랑스의 체력 의학자인 부로커 박사가 만든 것으로, 신장(cm)에서 100~110을 감하면 표준 체중의 kg 수가 된다는 공식이다. 그러나 이것은 우리와는 체형이 다른 백인을 기준으로 한 것으로, 구식인데다 뼈 조직을 배려하지 않은 기준이라는 점에서 그다지 참고가 되지 않는다. 사실, 미국의 표준 체중은 부로커 박사의 공식에 의한 것이 아니라 1959년 뉴욕 메트로폴리탄 생명 보험 회사가 정한 남녀별 골태(骨太), 중골(中骨), 골세(骨細)의 3분으로 구분한 수치를 사용하고 있다. 뼈의 주성분인 칼슘인데, 이는 골조(骨組)의 세기, 즉 체중이 같아도 지방의 체내 축적 상태를 알기 위한 비만도에는 큰 차이가 있기 때문이다. 남성의 경우 7kg 정도의 차가 있기 때문에 골태와 골세(骨細)로 비만이 판정된다.

만일 자신이 의학적으로 비만인지 아닌지를 알고 싶다면 하버드 대학 영양학 교실의 방식에 따라 두 팔의 피부를 그 밑에 있는 피하지방과 함께 쥐어 보는 것이 좋다. 그 결과 두께가 1cm이면 표준이고, 2cm를 넘으면 비만이라고 판별하면 된다.

사실, 우리나라에서 널리 행해지고 있는 체중계만으로는 비만도를 판정하기가 어렵다. 물론 체중계로 측정하는 것이 무익하다는 것은 아니지만 체중계로 비만의 절대치(絶對値)를 측정하기보다는 체중의 증가와 감소, 정상과 비정상 등을 판단하는 참고로 이용하는 것이 좋다는 것이다.

■ 칼로리 소모량

우리가 살아가는 데 소모되는 칼로리 양은 가장 정적인 수면 상태에서부터 많은 에너지를 필요로 하는 운동에 이르기까지 차이가

〈표5〉 1시간당 칼로리 소모량

활동	칼로리 소모량(cal)	활동	칼로리 소모량(cal)
미용 체조	250~820	골프	153
자전거 타기	200~600	정사(情事)(1회당)	150
롤러 스케이팅	200~500	산보	115
줄넘기	300	카드놀이	100
배구	300	연날리기	30
댄스	200~400	칵테일 파티 참석	20
플라스틱 원반 던지기	200		

매우 많다.

변비와 식이요법

1960년대 중반에 영국인·구미인·일본인·아프리카인 등의 변을 모아 분석한 결과에 의하면, 구미인의 변 속에는 일본인이나 아프리카인에 비해 데옥시코올산이라는 물질이 훨씬 많았다. 즉 체내에서 그 성분이 많이 만들어지고 있었는데, 이 성분은 발암과 관련된 물질로 담즙산이 장 내 세균에 의해 분해되어 만들어진다.

장 내에는 수백 종의 세균이 살고 있으며, 먹는 음식에 따라 어떤 군은 세력이 왕성해지기도 하고 또 약해지기도 한다. 실험에 참가한 힐 박사가 알아낸 바에 의하면 지방 섭취가 많은 구미인의 경우 데옥시코올산을 만드는 세균의 세력이 강해진다는 것이다.

장내 세균은 사람의 입장에서 크게 두 가지로 나뉘는데, 유용균과 유해균이 그것이다. 유용균은 비타민 B군과 K 등을 합성해 이용하게 하지만 유해균은 아민·인돌·스카톨·페놀 등의 유해 물질을 생성하는 말 그대로 유해한 균이다. 유해균이 억제되고 유용균이 우세하면 정장 효과가 커져 건강하고 장수할 수 있다. 그런데 구

> **〈표6〉 이완성 변비의 원인**
>
> 1. 오랫동안 앉아 있는 일에 종사하는 경우
> 2. 변을 무리하게 참는 경우
> 3. 부적당한 식사(소화가 잘되고 찌꺼기가 적은 음식을 먹으면 장점막이 자극되지 않아 장의 연동 운동이 무디어진다.)
> 4. 하제의 남용(장 점막의 감수성이 무디어져 하체의 자극 없이는 변을 보기 어렵다.)
> 5. 여러 번의 분만으로 인해 복부 압력이 약해진 경우
> 6. 내장 하수증인 사람은 대장의 긴장성이 약하며, 노년기가 되면 전신의 탄력이 감소해 변비가 되기 쉽다.
> 7. 신경·정신적 장애(신경 쇠약·많은 걱정·정신적 고통이 있는 경우)

미인은 데옥시코올산을 많이 만드는 경향이 있어 한국인이나 일본인에 비해 대장암에 걸릴 확률이 높다.

인종을 불문하고 사람은 소화액인 담즙산을 가지고 있다. 그러나 여기서 대장암의 발암 물질이 얼마나 많이 생기느냐 하는 것은 그 사람이 먹는 지방량에 따른다는 것이다.

지방 섭취량이 많으면 대장암에 걸리기 쉽다. 그러나 지방을 많이 섭취하는 핀란드 사람들만은 그 발병 확률이 낮았는데, 이것은 이들이 식물섬유를 많이 섭취하기 때문인 것으로 밝혀졌다.

트로웰 박사는 식이섬유를 '사람의 소화 효소로 소화되지 않는 식물 세포의 구조 찌꺼기'라고 정의했다. 이것은 그 뒤 1976년에

'인간의 소화 효소로 가수분해되지 않는 식물의 다당류와 리그닌'으로 수정되었다. 그 뒤 연구가 진행되면서 식물성 물질뿐만 아니라 동물성 물질에도 생리적 효과가 있다는 것이 알려져 지금은 동물성 식품에 들어 있는 것도 포함시키고 있다. 그래서 이제는 '사람의 소화 효소로 가수 분해되지 않는 식물(食物) 중의 소화되기 쉬운 성분'까지 뜻하게 되었다.

식물 세포벽의 주요 성분인 셀룰로오스·헤미셀룰로오스·리그닌 등은 물에 풀리지 않는 대표적인 식이섬유들이다. 과실 속에 들어 있는 펙틴, 갑각류, 곤충, 효모 중의 키틴도 이에 속한다.

세포 구성 물질이 아닌 것으로는 식물 고무, 구아검(갈락토만난), 곤약 같은 점질 성분도 있다. 해조 다당류로는 미역 등의 갈조류에 들어 있는 알긴산이나 우뭇가사리 등의 홍조류에 들어 있는 카라기난이 속한다.

원래 식품 중의 섬유는 소화 효소에 대해 비소화성인 것이나, 오늘날 말하는 식이성 섬유는 모두 소화되지 않고 그대로 배설되는 것이 아니다. 수용성 식이섬유는 장 내에서 미생물에 의해 소화, 발효되는 것이 많아 변으로 배설되는 양이 적다.

식이섬유는 일반적으로 고분자 화합물로서의 여러 가지 물리적·화학적 성질을 가지고 있다. 그 대표적인 성질은 보수성(保水性)·양이온 교환 능력·유기 화합물 흡착 능력·겔 형성 능력 등으로 알려져 있다.

식이섬유는 다른 것과 어울리는 힘이 매우 강해서 장 내에 있는 발암 물질을 흡착해 몸 밖으로 배출해 준다. 식이섬유의 변비 방지 효과는 이미 잘 알려져 있다.

상습성 변비는 장관을 지배하는 신경의 기능 장애에 기인한다. 결장(結腸)이나 직장(直腸)의 운동이 약해 일어나는 것을 이완성 변비라고 하며, 반대로 경련처럼 흥분해서 일어나는 것을 경련성 변비라 한다. 그러나 이 두 가지는 구별이 뚜렷하지 않으며, 대부분의 경우 이완성이다. 이완성 변비는 대장의 간장과 그 운동이 무디어져 생긴다.(표 6 참고)

변비를 해소하기 위해서는 장벽을 자극하고, 장의 연동 운동을 촉진해야 한다. 어느 정도 장 점막을 자극하는 식품과 입자가 커서 일부는 소화되지 않는 식품도 필요하다. 냉수를 마시면 장의 연동 운동이 촉진되므로 식전에 한 컵의 냉수나 차가운 우유를 마시는 것이 좋다. 신장 질환이나 고혈압 등 소금을 제한해야 하는 경우를 제외하고는 소금물을 마시는 것도 권장되고 있다.

먹어서 좋은 식품

1. 채소류
2. 과실류
3. 쌀과 주식
4. 콩류

〈표7〉 변비에 효과적인 식품

채소류	죽순·우엉·연근·고구마·당근·머위·아스파라거스·셀러리·배추·양배추·시금치·곤약·표고·파·부추·가지·토마토 등
과실류	사과·귤·파인애플·수박·복숭아·배·포도·무화과와 이것들로 만든 잼·마멀레이드 등.(채소나 과실류는 기계적으로 장벽을 자극할 뿐만 아니라 그 분해물인 유기산(초산·낙산)과 가스(탄산·수소·메탄) 등에 의해 장의 연동 운동을 촉진한다.
곡류	현미·보리·흑빵·오트밀·메밀·수수 등
콩류	팥·대두·녹두·강낭콩 등
해조류	미역·톳·다시마·김·한천 등(수분 흡수력이 크다.)
우유	
맥주	장관벽 혈관을 확장해 연동 운동을 촉진한다. 사이다와 같은 발포성 음료도 변통을 유리하게 하나 심한 변비에는 유효하지 않다.

5. 해조류

6. 우유

7. 맥주

주의해야 할 식품

1. 육류는 흡수되지 않고 배출되는 양이 평균적으로 전체 고형분의 5%에 지나지 않는다. 변비인 경우 지나친 육류 섭취는 삼가야 한다.
2. 지방 식품은 설사를 일으키기 쉬우므로 잘 조절해야 한다. 보통식보다는 맑게 하되 설사가 나지 않을 정도로 해야 한다.
3. 조미료와 향신료(소금·설탕·식초 등의 조미료와 겨자·후추·카레·고추 등은 장을 자극하므로 환자의 기호에 따라야 하나 사용하면 효과가 나타난다.)

고혈압과 식이요법

고혈압은 초기에 발견해 적절하게 치료하면 효과가 좋지만 본태성(本態性), 신경성 인자, 내분비성 인자, 신성(腎性) 인자, 대사성 인자, 단백 대사, 지방 대사, 염류 대사, 유전, 환경 등 고혈압만큼 발생 요인이 다양한 질병도 드물다.

식사 중에서 고혈압증과 가장 관계가 깊은 것은 소금이다. 평소에 소금 섭취량이 많은, 즉 짜게 먹는 지방 사람들은 고혈압 발생률이 높다. 소금을 제한하면 본태성 혈압증의 혈압이 내려가지만 반대로 소금은 많이 주면 혈압이 상승한다. 이러한 사실로 미루어 보아 소금은 고혈압과 매우 깊은 관계가 있다는 것을 알 수 있다.

혈압을 내려 주는 칼륨

심장 근육 세포에 칼륨 결핍이 생겨 세포 괴사가 일어나면 심장이 비대해져 정상적으로 가동되지 않아 심장 마비를 일으킬 확률이 높아지고, 혈중 콜레스테롤 함량도 높아진다. 칼륨 부족 또는 나트륨 과잉이 고혈압과 심장병을 초래하는 이유를 알 수 있을 것이다.

캐나다의 프릿델 박사는 고혈압 환자의 식사에서 소금을 완전히 배제하고 그 대신 염화칼륨을 사용해 혈압을 떨어뜨리는 식이요법에 성공했다. 그러나 칼륨염은 쓴맛이 있어 맛이 없다는 것이 결점이다. 그래서 최근에는 소금의 절반을 염화칼륨으로 대체하는 식이요법이 검토되고 있다. 체내의 나트륨과 칼륨 농도를 일정한 비율로 유지하는 데 가장 중요한 것은 식사다. 나트륨과 칼륨 함유량이 1 : 1이 되는 것이 가장 이상적이라 할 수 있다.

이러한 사실을 종합해 볼 때 짜게 먹음으로써 생기는 고혈압을 예방하기 위해서는 소금 섭취를 줄이는 동시에 칼륨 섭취량을 늘리는 것이 좋다. 칼륨은 비료의 3대 요소로, 식물 생육에 필수 성분으로 잘 알려져 있다.

■ 칼륨이 가장 많이 포함되어 있는 녹차

일반 식품 가운데 칼륨 함량이 많은 것은 채소·곡식·과실·감자·고구마 등이다. 칼륨은 푸른 잎 채소에 특히 많은데, 뜨거운 물로 데치거나 삶으면 상당량이 물에 우러나온다. 열에 견디는 힘이 강해 파괴되지는 않으나 수용성이기 때문이다. 감자를 삶으면 칼륨의 2/3가 상실되고, 푸른 잎 채소는 90%나 유출된다.

한국인이 많이 먹는 김치는 절일 때 잃는 칼륨의 양이 많은데다 소금을 많이 쓰기 때문에 나트륨과 칼륨 비율이 떨어진다는 문제가 있다. 생무는 나트륨과 칼륨 비율이 1 : 1.3인데, 단무지로 만들면 17 : 1로 바뀐다. 그런 면에서 차(Tea)는 칼륨을 이상적으로 공급해 줄 수 있는 식품이다.

찻잔 하나에 들어가는 녹차 10g을 분석해 보면 칼륨이 37mg이나 함유되어 있다. 한 잔의 녹차에 이 정도의 칼륨이 들어 있으므로 녹차가 고혈압 예방과 치료에 좋다고 알려진 까닭을 쉽게 이해할 수 있을 것이다.

고혈압과 신경성 인자

본태성 고혈압도 초기에는 혈압이 높을 때와 정상인 때가 엇갈린다. 일시적인 흥분, 즉 여러 사람이 모인 곳에서 말을 하거나 화를 내는 등의 감정 변화로 혈압이 오르기도 했다가 그 원인이 사라지면 다시 정상으로 되돌아가기도 한다. 장기간에 걸친 정신적인 압박, 즉 가정이나 직장에서의 불화나 경제적 문제 등의 고민이 계속되어도 고혈압이 진행된다. 이럴 때는 그 원인을 해결되거나 멀리 떠나 있으면 특별한 약을 먹지 않아도 혈압이 정상으로 유지된다. 이처럼 정신과 혈압은 밀접한 관계가 있다. 감정을 그대로 노출하지 말고 편한 마음으로 차를 마시면서 상대방을 용서하는 여유를 가지는 것이 혈압을 안정적으로 유지하는 방법의 하나다.

■ 식이요법

본태성 고혈압은 주로 40세 이후에 많이 발병한다. 사람마다 몸에 밴 식습관을 갑자기 바꾼다는 것은 쉬운 일이 아니다. 효과 좋은 혈압 강하제가 많이 나와 있는 요즘도 올바른 식이요법과 일반 요법이 기본이 되어야만 그 효과가 나타난다. 다른 질병과 마찬가지로 고혈압 역시 식이요법이 매우 중요한 것이다. 본태성 고혈압의 식이요법은 감염 요법과 감식 요법이 중심이 된다.

[감염(減鹽) 요법]

소금의 과잉 섭취가 고혈압의 발병을 촉진하고, 증상을 악화시킨다는 것은 이미 앞에서 자세히 설명했다. 따라서 소금 섭취량을 줄이면 혈압을 내릴 수 있다. 비록 가정에서는 소금을 엄격히 제한하기가 어렵지만 하루에 10g 이하, 가능하면 7~8g 가량이 가장 적당하다. 울혈성 심부전 등의 합병증 등으로 특히 소금 제한이 필요한 때는 하루 5g 정도 또는 이하로 제한하기도 한다.

안정과 감염식을 병행하면 상당한 혈압 강하 효과가 나타난다. 그러나 갑자기 소금을 줄이면 아무래도 식욕이 줄고, 환자의 고통도 더해진다. 그래서 최근에는 크로로사이아자이드라는 화합물을 사용하기도 한다. 이 화합물은 소금의 요중 배설을 증가시키기 때문에 이것을 함께 섭취하면 감염 정도를 완화하여 환자의 부담을 덜어 줄 수 있다고 한다.

신장 기능이 저하된 환자는 오랫동안 식염을 심하게 제한하면 저염 증후군이 나타날 수 있으므로 주의해야 한다. 저염 증후군이란 혈장 중의 나트륨 농도가 낮아져 전신 권태·구역질·구토·두통·의식 장애 등의 요독증과 같은 증상을 나타내는 질병으로, 소금을 투여하면 쉽게 낫는다. 신부전으로 인한 다뇨(多尿)가 있는 사람은 신장에 소금과 물을 보유하는 힘이 약해져 있는 상태이므로 식염을 제한하는 것은 오히려 현명하지 않다.

식염 중 혈압과 특히 관련 있는 것은 나트륨이기 때문에 식염뿐만 아니라 나트륨이 많은 중탄산나트륨(중조 또는 식용 소다라고도 하며 비스킷 등에 많이 사용됨), 스포츠 드링크 등을 먹으면 감염식의 효과도 떨어진다.

[감식 요법]

비만인 사람 중에는 대개 고혈압인 사람도 많다. 또 고혈압증에 비만이 더해지면 고혈압뿐만 아니라 비만에 의한 순환기계의 부담이 늘어 동맥 경화 등의 나쁜 결과가 나타난다.

[본태성 고혈압증 치료식의 기준]
- 단백질 : 60~70g, 지방 30g
- 열량 : 1,800~2,000cal, 염분 7~8g

- 수분 : 1,500~2,000ml(c.c)
- 염분 : 7~8g

이런 경우에는 초과된 체중을 줄이는 것만으로도 혈압이 낮아지고, 순환기계의 부담을 덜어 줄 수 있다. 나아가 동맥 경화 합병증도 줄일 수 있으므로 체중을 표준에 가깝게 조절할 필요가 있다.

[식물성 지방을 섭취한다]

콩·깨·홍화·배아 등의 식물성 기름이 좋은 것으로 추천되고 있다. 이들 속에는 비타민 E와 F가 풍부한데, 비타민 E는 노화 방지 효과가 크고, 생식 능력과도 관계가 깊은 것으로 알려져 있다.

사람들은 일반적으로 노화가 혈관과 더불어 진행된다고 생각하는데, 건강과 장수의 최대 적은 사실 '혈관의 노쇠'라고 할 수 있다. 고혈압·뇌졸중·심근경색·신장병 모두 혈관 이상이 주원인이다.

한창 일할 나이인 장년기에 쓰러지는 경우, 대부분 잘못된 식생활로 인한 혈관 노화가 원인인 경우가 많다. 혈관 노쇠를 비타민 E로 예방할 수 있는지 밝히기 위해 동물 실험을 한 결과를 살펴보면 다음과 같다.

실험 동물의 혈압을 상승시키기 위해 신동맥(腎動脈)을 묶고 1%의 식염수를 마시게 한 뒤 혈압을 측정한 결과 분명히 혈압이 상승했다. 이 상태를 그대로 방치한 뒤 8주 뒤에 해부해 혈관 모양을 조사했더니 동물의 장간막(腸間膜)에 44.2%의 동맥 주위염이 발생해 있었다. 한편 똑같은 방법으로 혈압을 상승케 하고 비타민 E를 투여한 동물들은 동맥 주위염이 18%밖에 발생하지 않았다. 이 결과를 보더라도 비타민 E가 혈관 벽을 강화하여 동맥 경화나 뇌졸중을 예방한다는 결론이 나온다. 야자유나 팜유를 비롯한 식물성 기름에는 비타민 E와 불포화 지방산이 풍부해 콜레스테롤 제거에 큰몫을 한다. 비타민 E는 그렇지 않으나 불포화 지방산은 가열 조리하면 산패, 변질되므로 가능하면 그대로 먹는 것이 좋다.

혈압을 내려 주는 식품으로는 해조류가 특히 좋은데, 다시마·미역·톳·김 등에는 요오드가 풍부할 뿐만 아니라 혈압 강하 효과가 큰 라미나린이라는 성분이 들어 있기 때문이다.

해조류 중에는 사람이 소화시키지 못하는 다당류인 퓨코갈락탄 황산에스테르라는 성분이 들어 있다. 이것이 바로 콜레스테롤이 우리 몸에 흡수되는 것을 방해한다고 밝혀진 것이다.

고혈압과 식사 요법

고혈압 환자의 90~95%를 차지하는 본태성 고혈압은 식사요법이 가장 기본 치료법이라는 사실을 알아야 한다. 물론 그렇다고 식사요법만이 만능이라는 말은 아니다. 정신 요법, 운동 요법 그리고 때에 따라서는 약물 요법을 써야 할 경우도 있다.

본태성 고혈압도 원인이 다양하므로 식사 요법에 대해 한마디로 설명하기가 어렵다. 여기서는 중요한 포인트만 밝히려고 한다.

■ 소금 섭취에 신경쓴다

고혈압에서 가장 먼저 거론되는 것이 바로 소금 섭취를 줄이라는 말이다. 그런데 최근 연구에 의하면 일반적으로 생각하는 것처럼 소금이 해로운 것은 아니라고 한다.

소금은 1953년경 미국의 고혈압 학자인 메네리 씨가 10마리의 실험 쥐에게 통상의 20~30에 달하는 식염을 먹인 결과 6개월 뒤 그중 4마리의 쥐에서 고혈압을 발견한 이래로 고혈압의 원인으로 주목받게 되었다.

1959년에 발견한 자연 발증 고혈압 쥐(自然發症高血壓) SHR은 보통의 먹이로 사육해도 저절로 고혈압이 되는데, 이는 유전적 소인이 작용한 것으로, 식염의 양을 1/100로 줄여도 고혈압을 일으켰다.

사람 역시 소금에 예민한 유전적 소인을 가진 사람이 있는가 하면 마음껏 먹어도 혈압이 오르지 않는 체질의 사람이 있다. 그러므로 소금 양을 가급적 줄이는 것이 건강에 도움이 되지만 소금만 줄이면 고혈압이 낫는 것으로 오해해서는 안 된다. 오히려 칼륨과 마그네슘의 충분한 섭취가 고혈압에 좋다는 것을 인식해야 한다. 칼륨과 마그네슘이 모두 풍부한 식품에는 다시마와 푸른 잎 채소가 있다.

■ 단백질을 충분히 섭취한다

고혈압의 식사 요법에서 중요한 것은 단백질의 충분한 섭취다.

신선한 생선이나 굴, 조개, 그리고 콩 제품(콩즙·비지·두부) 등을 되도록 많이 먹는 것이 좋다. 서양인들의 동맥 경화 양상은 죽상경화라고 하는, 굵은 혈관에 콜레스테롤과 같은 기름기가 끼어서 생기는 유형인데 반해 우리나라 사람들은 선유성 경화라고 하는, 단백질 부족으로 가는 혈관이 터져서 생기는 경우가 많다.

동물 실험에 의하면, 고혈압으로 죽는 것은 단백질은 적게 먹고 소금은 많이 먹는 쪽이고, 단백질은 많이 먹고 소금은 적게 먹는 쪽은 가장 오래 살더라는 것이다.

■ 콜레스테롤 섭취에 신경쓴다

콜레스테롤은 부신 피질 호르몬과 성호르몬 등의 원료일 뿐만 아니라 세포막의 구성 성분이다. 그러므로 이것이 많아도 걱정이지만 모자라면 혈관 벽을 이루는 세포가 약해져서 뇌출혈 위험이 높아지므로 적어도 문제다.

한편 콜레스테롤이 많다는 이유로 기피 대상이 되어 온 새우·게·굴·오징어 등에는 콜레스테롤을 제거하는 효과가 있는 식물성 스테롤과 아미노산인 타우린, 그리고 나쁜 콜레스테롤(LDL, VLDL)을 제거하는 효과가 있는 좋은 콜레스테롤(HDL)이 풍부하다.

양질의 단백질 또한 풍부해 고혈압에도 효과가 있다.

  계란은 콜레스테롤이 최고로 많은 식품인 동시에 콜레스테롤을 제거하는 레시틴 성분이 풍부하고, 양질의 단백질과 비타민, 미네랄이 함유되어 있다. 그렇기 때문에 하루에 1~2개 정도는 오히려 도움이 된다. 일본에서 행해진 한 조사에 의하면 성인이 하루에 5개씩의 계란을 장기간 섭취해도 혈액 속의 콜레스테롤 양에는 아무런 변화가 없었으며, 10개 이상 섭취한 경우 콜레스테롤이 상승하기 시작했다고 한다. 한국인에게는 콜레스테롤보다 중성 지방이 더 해롭다는 것을 유의해야 한다.

  혈중 콜레스테롤 농도가 300~400mg/dl이면 동맥 경화증을 유발하는데, 계란, 굴, 새우, 게, 오징어 등을 먹는다고 해서 300mg/dl 이상의 콜레스테롤이 증가하는 법은 없다고 단정할 수 있다.

  체내에서 필요한 콜레스테롤의 90% 이상은 식사를 통해서가 아닌 간장에서 합성된다는 사실을 알아야 한다. 공연히 큰 죄도 없는 소금과 콜레스테롤에 혼을 빼앗긴 수십 년 사이, 결국 고혈압 치료는 샛길로 빠져나가 환자 수만 불려 놓았다는 것이다.

■ 주의 사항

1. 절대로 과식하지 않는다.
2. 콩 제품과 다시마를 많이 먹는다. 콩과 다시마에는 소금과 콜레스테롤을 제거하는 성분, 피를 맑게 하는 성분, 혈액 순환을

도와주는 성분, 혈관을 튼튼하게 하는 성분, 혈전(血栓)을 방지하는 성분, 비만증을 예방하는 성분, 혈중 지질을 낮추는 성분 등이 들어 있다.
3. EPA와 DHA가 풍부한 등 푸른 생선(정어리 등)을 신선한 상태로 먹는다. EPA와 DHA는 혈관에 낀 콜레스테롤을 제거하고 혈액의 점도를 낮춰 피를 맑게 하여 혈액 순환을 좋게 한다.
4. 마늘·양파(특히 껍질)·표고·영지버섯·야채 즙·율무·참깨·굴·감자 등을 집중적으로 먹는다.

■ 빠른 시간에 혈압을 내리는 방법

1. 솔잎(금년에 나온 새순일수록 좋다)을 엄지손가락과 가운뎃손가락을 맞댄 것만큼 3~4토막내어 믹서에 맥주 잔 1개 분량의 물을 넣고 충분히 간 다음 베보자기로 짜서 그 즙을 하루 3회 공복에 마신다. 즙 속에는 아스트라갈린, 테르펜 복합체 등의 효과적인 약효 성분이 들어 있어 빠른 속도로 혈압을 내려 준다.
2. 마늘을 익혀서 매 식사 시 3쪽씩 먹는다. 날것은 양이 많으면 부담을 준다.
3. 하루 한 끼를 콩 즙과 다시마 무침만으로 때운다. 먹는 양에는 제한이 없으나 소금이나 설탕을 넣지 말 것.
4. 비타민 B_6, 판토텐산, C, P, E 등의 비타민과 칼슘, 마그네슘, 셀레늄 등의 미네랄이 도움이 된다.

신장병과 식이요법

 신장은 침묵의 장기라고 불리는 간장과 마찬가지로 모진 고통에도 오래 견딜 수 있는 인내력이 있지만 일단 한번 그 능력이 다해 종말에 이르면 거의 회복이 어렵다. 그만큼 미리미리 예방에 힘쓰는 것이 상책이다. 소를 잃은 다음 외양간은 얼마든지 고칠 수 있지만 사람의 장기는 그렇지 못한 경우가 많다. 모든 병은 잘못된 식사에서 오는 경우가 가장 많다는 사실에 각별히 유의하기 바란다.

 신장병에도 여러 가지가 있기 때문에 하나로 묶어 식사법을 설명하는 데는 무리가 있다. 여기서는 보편적이면서도 공통된 주의 사항만 열거하기로 하겠다.

1. 단백질은 신체가 요구하는 적절한 양 이상으로 과잉 섭취하지 말고, 식단은 동물성과 식물성을 3 : 7 비율로 짜는 것이 좋다. 콩류의 단백질은 매우 우수하다.
2. 시금치나 대황(大黃), 초콜릿, 코코아처럼 수산(蓚酸)이 많은 식

품의 섭취는 피한다.
3. 마늘 · 파 · 감자 · 오이 · 수박 · 바나나 등은 매우 좋으므로 자주 섭취한다.
4. 술과 담배는 끊는다. 담배는 신장의 혈액 순환을 악화시킨다.
5. 완두콩 깍지나 옥수수 수염으로 차(茶)를 만들어 수시로 마신다. 단, 한꺼번에 많이 만들어 놓고 여러 날 마시는 것은 좋지 않다. 완두콩 깍지 추출물은 24시간이 지나면 효과가 없다.
6. 소금 섭취량을 의사의 지시대로 줄인다. 주치의의 지시에 따라 치환염으로 불리는 염화칼륨(Potassium Chloride)을 소금 대신 사용하면 좋다. 소금이 나쁜 것은 그 속에 함유된 나트륨 때문인데, 칼륨은 나트륨의 배설을 촉진한다.
7. 율무와 금잔화 뿌리(madder), 마그네슘은 신장 결석을 분해하는 효과가 있다.

식이요법이 필요한 이유

모든 만성 신염에 반드시 식사 요법이 필요한 것은 아니지만 에너지는 충분히 섭취해야 한다. 인간은 호흡과 혈액 순환, 체온 유지를 위해 최소한의 열량을 필요로 한다. 이것을 '기초 열량'이라고 하며, 비교적 체구가 작은 여성의 경우 하루 약 1,200cal, 비교적 체격이 큰 남성의 경우 하루 약 1,500cal가 필요하다. 이것은 누워서 아무것도 하지 않는 경우에도 필요한 최소 에너지로, 일어나서 작은 일이라도 할 경우에는 이보다 많은 에너지가 필요하다.

에너지가 불충분하면 체단백이 분해되어 전신이 마르고, 단백질이 분해되면서 생기는 노폐물이 혈중에 증가한다. 몸이 마르면 체력이 떨어져 병에 대한 저항력이 약해지고 노폐물의 증가로 요독증이 나타난다.

단백질 제한이 없는 환자는 당질·지질·단백질의 3대 영양소를 균형 있게 섭취하고, 단백질을 제한해야 하는 환자는 제한된 단백질 양을 당질과 지질로 섭취해서 에너지를 충분히 보충해야 한다.

소금의 제한은 원칙적으로 부종이나 고혈압이 있는 경우에 한해서 한다. 부종은 신장 기능이 저하되어 수분과 염분이 배설되지 않아 체내의 세포 외액에 그것이 고인 상태를 말한다. 그래서 부종이 있으면 식염(다시 말해 그중의 나트륨)을 제한해 체내 수분을 배설시켜 그 증상을 해소하려는 것이다. 부종이나 고혈압을 치료하는 약도 있지만 부작용 위험 때문에 감염식을 택한다.

단백질은 왜 제한해야 하는가?

신장 활동이 약해져 대사 산물의 배출이 나빠지면 혈중 요소와 같은 단백질 대사 산물이 증가한다. 이것이 바로 고요소 혈증(高尿素血症)으로, 상태가 오래 지속되면 요독증(신부전 말기)에 빠져 생명의 위험까지 초래할 수 있다. 이 시기에는 단백질을 제한하고 가급적 많은 필수 아미노산을 식사에 포함시키면 혈액 요소 농도가 저하되고, 요독증도 개선할 수 있다. 또 수분을 제한하는 것도 필요하다. 엄격한 수분 제한이 필요한 것은 요량(尿量)이 1일 500~200mm 이하가 되는 중증일 때다. 구체적으로 말하면 급성 신부전의 비뇨, 무뇨기(無尿期), 만성 신부전 말기, 오랜 기간 인공 투석해 온 환자, 고도의 부종을 동반한 신염(腎炎), 네프로제 말기에 이른 환자의 경우다. 수분 제한은 소금이나 단백질과 마찬가지로 의사의 지시에 따르는 것이 좋다.

투석 환자의 경우

만성 신염으로 요소 질소나 크레아티닌 수치가 고도로 상승하여 요독 증상이 나타난 경우, 즉 신장 활동이 극도로 저하된 만성 신부전 증상일 때는 복막 투석(腹膜透析) 또는 혈액 투석을 행한다. 이 치료법은 환자 자신의 복막이나 투석 장치(인공 신장이라고 부름)를 사용, 혈액 중의 과잉된 수분·나트륨·칼륨·체단백 분해 산물(요소 질소, 크레아티닌) 등을 제거해 혈액을 정화하는 것이다.

투석 중에는 반드시 저단백·고칼로리 식사를 할 필요가 있다. 극단적인 경우에는 단백질 20g에 에너지가 2,000cal인 경우도 있다. 물론 싱거운 맛의 식사라는 것은 말할 필요도 없다.

최근에는 악화된 만성 신부전의 경우에도 인공 투석으로 혈액 중의 노폐물을 제거하는 수단이 갖추어져 있기 때문에 단백질을 1일 20g까지 극단적으로 줄일 필요는 없어졌다. 그래도 신부전이 되면 1일 35~50g 정도로 약간은 엄격하게 제한해야 한다.

밥이나 빵에는 단백질이 포함되어 있어서 1일 17~25g 정도로 제한해야 된다. 그렇게 되어 1일 단백질 제한이 20g일 경우 밥이나 빵의 단백질만으로도 필요량이 충족되므로 그 뒤에는 단백질을 함유하지 않은 설탕이나 기름 등으로 건강을 유지할 수밖에 없다. 그러나 실제로는 이렇게 하는 데 어려움이 많다. 강한 단맛과 기름기 때문에 식욕이 떨어지고 소변은 배설되지 않기 때문에 생명을 유지하는 것 자체가 곤란하다.

최근에는 투석 보급과 개발된 특별 식품의 '신장병 식품 교환표' 덕분에 식사 요법도 많이 달라졌다. 만성 신부전의 경우 식품 구성은 증상에 따라 결정되지만 일반적으로 다음과 같다.

단백원은 계란과 우유(유제품 포함)에 한한다. 그러나 인공 투석을 시작하면 30g으로 억제했던 단백질을 50g 정도까지 올려 생선이나 육류도 조금 섭취할 수 있다. 이때는 양질의 단백질만 섭취해야 하는데, 이는 빈혈 방지를 위함이다.

계란이나 우유, 쇠고기 등을 먹어야 한다. 식욕 부진 증세가 심한 사람은 소화 기능도 떨어지므로 향신료나 감귤류를 적절히 사용해 식욕을 증진시키되 설탕과 기름(될 수 있는 한 식물성 기름)은 많이 쓰지 않으면 안 된다.

단백질원은 설탕이나 기름과 달리 종류가 적은데, 허용된 범위 내에서 가급적 다양하게 이용한다. 야채 요리의 맛을 내는 데 튀김·된장·청국장·치즈 등을 조금씩 사용해도 좋다. 한 예로 석쇠에 구운 튀김을 야채 볶음이나 데친 나물과 섞어 먹으면 좋다.

수분은 소변 양이 특별히 감소한 때를 제외하고는 지나치게 제한하는 경우가 없다. 그러나 투석 시에는 더 적은 양을 신중하게 섭취해야 한다. 일반적으로는 '전날의 소변 양+500mm'인 경우가 많다. 이때는 마시는 음료나 즙을 제한할 필요가 있다.

네프로제 증후군 환자의 경우

이 증세는 신장의 사구체가 침입을 당해 혈액 중의 단백질이 소변 가운데 많이 누출되어 격감하는 체단백을 보충하기 위해서 건강한 사람 이상으로 단백질을 듬뿍 섭취해야 한다.

만성 위염과 식이요법

주변을 살펴보면 만성 위염에 걸린 사람이 의외로 많다. 이러한 사람들의 위를 내시경으로 들여다보면 염증이 있다. 가벼운 염증이라서 별다른 자각 증상이 없더라도 조사를 해 보면 염증이 있는 경우가 많다고 한다. 만성 위염이라면 위 점막의 염증이 원인이 되어 여러 가지 증상이 나타나야 하는데 실제로는 그런 일이 거의 없으며, 오히려 위의 신경증 정도로 넘어가는 경우가 흔하다고 한다.

이러한 사람은 식사를 가능하면 규칙적으로 하고, 과음과 과식을 피하면 별 고통을 느끼지 않는다. 식사 외에도 일상생활에서 밤샘 작업을 한다든가 하는 일을 삼가야 한다. 폭음과 폭식, 밤샘 노름을 하면 건전한 위라도 이상이 생기게 마련이다.

늦은 저녁 식사 후에 바로 잠자리에 들거나 아침에 일어나자마자 아침 식사를 하고 서둘러 출근하는 것도 위에 별로 좋지 않다. 늦은 저녁 식사를 할 때는 가능하면 소화가 잘되는 것을 조금만 먹는 것이 좋다. 저녁나절에 적당한 간식으로 칼로리를 보충해 두는 것도 좋은 방법이다. 아침 식사 후에는 최소한 20~30분 정도 여유를 갖는 것이 건강을 위해 좋다.

만성 위염의 원인이 모두 신경성에 있는 것은 아니다. 대표적인 만성 위염으로 알려져 있는 위축성 위염은 보통 나이가 들면서 많아지는데, 요즘에는 10대나 20대에서도 나타나고 있어 문제다.

위에서는 위액이 분비된다. 그런데 이 위액을 분비하는 위 점막의 조직이 파괴되는 것이 위축성 위염이다. 그 원인은 잘 알려져 있지 않지만 폭음과 폭식 등에 의한 잦은 급성 위염도 하나의 원인으로 지목되고 있다. 위축성 위염의 증상으로는 위가 어딘지 모르게 무겁고 아프며 불쾌하고, 트림이 나는 경우도 있다고 한다. 또 위액을 분비하는 조직이 파괴되기 때문에 위액의 산도가 떨어지고, 심하면 무산(無酸) 상태가 되기도 한다. 이를 저산성 또는 무산증이라고 하는데, 이렇게 되면 위의 소화 능력이 떨어진다. 이 경우에는 가능하면 소화되기 쉬운 단백질을 섭취해야 한다. 고기보다는 달걀이나 생선을 많이 먹고, 고기를 먹더라도 잘 익혀 먹어야 한다. 단백질이 위에서 소화되지 않고 그대로 장에 보내지면 장에서 소화되기가 어렵다. 그러면 장에서 부패가 이루어져 배가 컨디션이 좋지 않다는 호소를 해 온다.

위액에는 강력한 산이 있어 입을 통해 들어간 음식에 묻은 세균을 죽이는 작용이 있다. 그러나 무산증에서는 세균이 사멸되지 않고 그대로 장으로 넘어가므로 살균에도 신경을 써야 한다.

후추나 고추 등의 향신료는 위를 자극해서 식욕을 증진하므로 적당량을 사용하면 좋다. 식욕 증진을 위해 소량의 포도주나 청주, 맥주를 섭취하는 것도 좋다. 물론 알코올 도수가 높은 술은 좋지 않다. 술을 마시고 설사가 나는 사람도 마시지 말아야 한다.

위축성 위염이 원래대로 회복되기는 어렵다고 한다. 한번 파괴된 위산 분비 조직이 재생되기가 힘들기 때문이다. 그래서 위축성 위염의 경우, 조금 작용이 쇠퇴한 위에 무리가 가지 않는 식사를 하는 것이 최상의 방법이다. 더 이상 악화되지 않게, 위염 때문에 신체의 다른 부분까지 병에 걸리지 않게 꾸준히 노력해야 한다.

저산증 · 무산증이 되는 위염과는 달리 과산증이 되는 만성 위염도 있다. 가슴앓이나 트림 또는 공복 시에 위통이 생기는 것이 대표적인 증세로, 이때는 가능하면 위를 자극하지 않는, 즉 위액의 지나친 분비를 억제하는 식사를 해야 한다. 지나치게 뜨거운 것이나 찬 것, 단단한 것의 섭취를 피해야 한다. 특히 단백질은 위산의 분비를 자극하므로 양을 줄이는 것이 좋다. 술 · 고추 · 후추 · 생강 · 향신료도 위를 자극해 위산 분비를 높이므로 되도록 삼간다.

위산 분비를 고르지 않게 하는 또 하나의 큰 원인은 지나친 정신적 긴장에 있으므로 규칙적이고 청결한 생활을 유지하고 심신이 항상 상쾌해야 한다.

위 하수나 위 아토니로 고생하는 사람도 많은데, 위 하수는 위가 일반 사람에 비해 아래로 처져 있는 것이고, 위 아토니는 위의 긴장이 풀려 있는 증세다. '위가 거북하다', '변비가 있다', '끈기가 없다', '쉽게 피로해진다', '어깨가 결린다', '머리가 무겁다' 등의 여러 가지 증상이 나타난다.

반면 엑스 레이로 보면 위 하수나 위 아토니에 걸려 있는데도 불구하고 거북한 증세가 나타나지 않는 경우도 있다. 위 하수나 위 아토니로 고생하고 있는 사람들은 대개 신경질적이며 성격이 내성적인 경우가 많다. 원래 위의 작용이 약한데다 어떤 일에 신경을 쓰면서 자꾸만 위에 신경을 집중하면 오히려 위의 불쾌한 증상이 온다.

위 하수나 위 아토니는 키가 작거나 팔 힘이 약한 것처럼 누구에게나 있을 수 있는 신체적 특징과 같아서 자신의 위 상태에 맞는 식생활을 하면 큰 고통 없이 지낼 수 있다. 특히 위 하수나 위 아토니인 사람은 정상인에 비해 위 활동이 약하므로 그에 맞는 식생활을 해야 한다. 되도록 위의 부담을 줄이면서 필요한 영양분을 충분히 섭취한다. 우선 한 끼 식사 양이 위에 부담된다면 그 양을 조금 줄이고 식간에 간식을 통해 칼로리를 보충하면 좋다.

음식을 먹을 때는 가능하면 잘 씹는 것이 중요하다. 위가 약해 많은 고생을 하던 '후렛처'라는 사람이 생각해 낸 방법도 특별한 것이 아니라 바로 음식을 수십 번 씹어 먹는 식사법이었다. 음식을 오래 잘 씹는 것을 '후렛처리즘'이라고 하는데, 확실히 중요하다.

위의 활동이 약한 사람은 소화가 잘되는 좋은 식품을 선택하는 것이 좋다. 달걀이나 어린 닭고기·송아지 고기 등이 권장되는 단백질 식품이다.

일반 육류를 섭취할 경우에는 두 시간 가량 가열해 연해진 것을 먹는 것이 좋다. 지나치게 기름진 것이 아니면 지방은 크게 제한을 할 필요는 없다. 죽보다는 밥이나 빵을 잘 씹어 먹는 것이 좋다. 그러나 식사 중에 물을 많이 마시거나 밥을 물에 말아먹는 것은 특히 나쁘다. 또 식후 30~60분간 오른쪽이 밑으로 가게 하여 눕는 것도 위 하수나 위 아토니에 좋다고 알려져 있다.

'식후에 바로 누우면 소가 된다'는 말은 식후 곧바로 잠이 들면 소화가 안 되고 몸에 나쁘기 때문이다. 옆으로 눕되 잠들면 좋지 않다. 그러므로 누워서 위의 활동을 도와주기 위해서는 음악 등을 감상하는 것이 좋다.

간장 보호를 위한 식이요법

 술 소비량은 해마다 증가하고 있다. 국세청으로서는 세금 수입이 늘어나서 싱글벙글할지 모르나 과음으로 인해 건강을 잃는 사람이 증가하고 있어 큰 걱정이다. 물론 간경변의 원인이 오로지 술 때문인 것은 아니지만 큰 비중을 차지하고 있다는 것만은 틀림없다.
 간은 사람의 장기 가운데 가장 큰 것으로, 무게가 어른의 경우 평균 1~1.3kg으로 체중의 약 1/50이나 된다. 크기가 클 뿐만 아니라 하는 일도 많아서 대략 500여 가지 이상의 일을 도맡아 하고 있다.
 소화 작용·영양소 저장·해독 작용 등 하나같이 생명 유지와 스태미나 향상에 필수적인 것들이다. 일반적으로 스태미나가 부족하다고 하는 사람은 위장이나 간장이 나쁜 경우가 많다. 간이 나빠지면 위장이 나쁠 때와 마찬가지로 식욕이 떨어지고 온몸이 나른하며 쉽게 피로하다. 메스껍고 아랫배가 부른 증세가 나타나기도 한다.
 우리 몸에서 가장 많은 일을 하고 있는 간은 멸사봉공의 본보기 격이다. 무리해서 상해를 받더라도 회복 능력이 매우 강해 웬만한 상해에는 위험 신호를 보내지 않는다. 윤기가 있고 탄력이 좋은 활성 기관이라 전체의 2/3가 없어지거나 기능을 소실해도 사람이 생활할 수 있을 정도로 강하다. 그래서 급성 간염 · 간경변 · 간암 등의 초기에는 특별한 증상이 나타나지 않는다. 그러나 일단 증상이 나타났을 때는 이미 돌이키기 어려운 경우가 많다. 이 때문에 간장병이 무섭다는 것이다.

간장 질환에도 여러 가지가 있는데 그중에서도 간경변 · B형 간염 · 간암이 가장 흔하다. 우리나라에는 50만 명 이상의 간염 환자와 400만 명이 넘는 간염 보균자가 있으며, B형 간염 바이러스에 감염된 환자의 약 40%가 간경변을 앓고 있다. 간경변 환자의 약 25%가 간암에 걸린다고 알려져 있다. 간염에 걸리면 간장 염증과 간세포의 손상으로 간이 커지거나 통증, 황달 등의 증세가 나타난다. B형 간염은 수혈 · 키스 · 성교 · 문신 · 침을 맞거나 병원에서 오염된 기구의 사용 등에 의해 전염되며, 식욕 감퇴 · 무력감 · 미열 · 구토 · 소화 불량 등의 증상이 나타난다.

간경변은 여러 가지 원인에 의해 간이 손상되어 간의 섬유화가 진행되고 정상적인 간세포는 감소하는 반면 간 조직은 비정상적으로 재생되어 주름이 지고 굳어지는 증상이다. 간암 환자의 85%가 간경변증이라고 한다. 우리나라의 경우 간암 발생 원인에서 B형 간염이 가장 크다.

간암의 초기 증상은 전신 권태감이나 오른쪽 배의 불쾌감 또는 복부 팽만감, 소화 불량처럼 막연한 것이 많고, 간혹 오른쪽 늑골 아래로 단단한 돌덩이 같은 덩어리가 만져지거나 통증이 느껴지기도 한다. 그러나 아무런 증상이 없던 사람이 우연히 검진을 통해 간암이 발견되는 경우도 있다.

이처럼 여러 가지 무서운 질병을 일으키는 간을 보호하고 그 기능을 정상적으로 유지하기 위해서는 균형 잡힌 식사를 해야 한다. 농약·유해 첨가물·발암성 물질 등 불필요한 것은 되도록 먹지 않는 것도 좋다. 평소에 간장 건강을 유지하기 위해서는 다음과 같이 음식 섭취에 유의해야 한다.

첫째, 에너지를 과잉 섭취하지 않는다. 과식을 하면 간장에서 지방이 많이 합성되어 지방간의 형태로 축적된다. 간장에서 지방이 빠져나가려면 우선 인지질이라는 형태로 바뀌어야 하는데, 이때 필요한 것이 콜린이다. 콜린은 아미노산의 하나인 메티오닌과 비타민 B_{12}, 엽산 등에 의해서도 인체 내에서 만들어지므로 이들을 함유한 단백질 식품을 많이 섭취하는 것이 좋다.

둘째, 알코올 섭취에 조심해야 한다. 알코올은 다른 식품처럼 위나 장에서 소화·흡수되지 않는다. 위에 들어간 알코올은 거기서 20%가 직접 흡수되고, 나머지 80%는 위를 통과해 소장에서 흡수된다. 알코올의 흡수 속도는 음식이 위장에 있는지, 또 종류가 무엇인지에 따라 달라진다. 그러므로 술을 마실 때 중국 음식처럼 육류나 기름이 많이 들어간 음식과 채소 또는 과일을 적절히 곁들이면 단백질·비타민·무기질이 공급되어 알코올의 작용이 완화된다.

셋째, 식이섬유를 충분히 섭취한다. 식이섬유는 유용한 장 내 세균의 번식을 촉진해 배설을 돕고, 독성 물질의 발생과 그 흡수를 최소한으로 줄여 준다. 장 내에서 만들어진 독성 물질은 식품에 들어 있는 독성 물질과 함께 양이 많으면 간장 기능에 영향을 주어 지방간의 발생을 촉진한다.

넷째, 마늘이나 고추 등의 자극성 향신료를 피한다. 마늘이나 고추에는 특유의 자극 성분이 들어 있어 간 기능을 현저하게 떨어뜨리기 때문이다.

간장을 튼튼하게 해 주는 식품

■ 콜린 - 간장을 보호하는 영양소

생리적으로 중요하지 않은 인체 기관은 없으나 그중에서도 간장이 차지하는 비중은 매우 크다. 간장은 혈액의 단백질을 만들고 음식물의 소화를 위해 담즙을 분비하며, 체내에 들어온 유해 물질을 분해하는 등의 수많은 일을 담당하고 있다.

그러나 이렇게 중요한 일을 하고 있으면서도 공치사를 하지 않으며, 과로에서 오는 피로를 내색하지 않는다. 그것은 간장이 회복 능력이 우수해서 약간의 상처에는 좀처럼 위험 신호를 보내지 않기 때문이다. 그래서 간장 부위가 이상하다거나 황달 또는 부종이 나타났다면 이미 증세가 상당히 진행된 경우가 많다.

간장병이 무서운 이유는, 발견된 뒤에는 회복이 어려울 정도로 증세가 악화되어 있는 경우가 많기 때문이다. 매일 술을 마셔도 끄떡없다고 자랑하는 사람이 있는데, 사실 그 사람의 간장은 매일 비명을 지르고 있다고 봐야 한다. 그러므로 술꾼은 술을 마시되 간에 피해를 주지 않는 방법을 찾는 것이 중요하다. 그러기 위해서는 영양이 균형 있게 공급되어야 한다.

간장 기능을 도우며 간장을 보호하는 영양소이자 비타민 B군의 하나인 콜린을 주목할 필요가 있다. 이를 이용한 다음과 같은 실험 결과가 있다. 쥐에게 단백질과 콜린이 적은 사료를 먹이고 물 대신 15%의 알코올 용액을 마시게 한 결과 간경변이 나타났다. 그러나 콜린을 충분히 먹인 쥐는 간경변이 일어나지 않았다. 이때 알코올 대신 같은 농도의 설탕물을 먹여도 간경변이 일어났다. 설탕도 알코올과 마찬가지로 흡수되기 쉬운 식품이라 과잉 섭취하면 지방으로 변해서 간장에 쌓인다. 이 지방은 인지질(燐脂質)이 되어 간장에서 떠나가게 되어 있는데, 이때 지방이 인지질로 되는 과정에 콜린이 필요하다. 따라서 열량을 취할 때는 그만큼 콜린도 섭취하지 않으면 간장에 필요 없는 지방이 축적되고, 이 지방 때문에 간경변이 된다.

콜린은 아미노산의 일종인 메치오닌과 비타민B$_{12}$, 엽산 등을 가지고 체내에서 생성이 가능하므로 이들이 많이 함유된 식품을 먹는 것이 중요하다. 메치오닌은 동물성 식품에 풍부하고, 비타민 B$_{12}$는 동물의 간, 엽산은 녹색 채소에 풍부하다. 어쨌거나 술을 잘 마시는 사람이 콜린을 적게 섭취하면 지방간이 될 가능성이 크다.

콜린은 고혈압과도 관련 깊어서 소금을 많이 섞은 사료로 쥐를 사육하면 혈압이 상승한다. 그런데 이 소금이 많은 사료에 콜린을 많이 섞어 주면 혈압이 오르지 않는다. 소금이 많이 들어간 음식이 고혈압의 원인이 된다는 것은 이미 잘 알려진 사실이다.

소금이 혈압을 높이는 이유는 소금 중의 나트륨이 물과 결합하는 성질 때문이다. 나트륨이 혈관 속에 들어가면 물을 불러들여 혈압을 올린다. 그런데 콜린에는 나트륨을 배설하는 작용이 있어 고혈압 예방 효능이 있다.

균형 잡힌 식생활을 하고 있는 사람은 콜린 결핍을 크게 걱정하지 않아도 된다. 그러나 알코올이나 지방이 체내에 들어오면 콜린의 소모가 많아진다. 또 커피에 있는 카페인에 의해서도 콜린이 필요하다. 따라서 술이나 지방질, 커피 등을 섭취할 때는 콜린도 많이 섭취하는 것이 좋다.

동물 실험 결과에 의하면 비타민 B_{12}나 엽산을 충분히 먹으면 콜린의 양이 적어도 지방간을 방지하는 효과가 있다고 한다. 그러므로 지방간을 예방하기 위해서는 무조건 콜린만 많이 먹으려는 생각보다는 비타민 B군도 함께 먹는 것이 좋다.

콜린이 많이 들어 있는 식품과 100g 중에 들어 있는 mg 수는 다음과 같다. 달걀·오리알 525, 동물의 간 520, 콩 255, 땅콩 159, 보리 112, 밀가루 98, 현미 70, 수육 90, 생선 65, 백미 45, 두부 38, 시금치·감자 27, 당근 16, 우유 14.

동물의 간은 비타민 B군과 양질의 단백질이 풍부한 반면 콜레스테롤도 많이 들어 있어 동맥 경화 경향이 있는 사람들은 주의해야 한다. 그런 면에서 볼 때 콩이나 땅콩 등이 좋다. 콜린을 비롯한 비타민 B군은 비교적 열에 강하기 때문에 여러 가지 형태로 조리해도 손실될 염려가 적다.

■ 비타민 E - 간장의 노화 방지

중년기 이후의 사람으로, 고혈압·동맥 경화·비만 우려가 있는 경우에는 콩이 가장 이상적인 식품이다.

콜린은 체내에 들어가서 아세틸콜린(acetyl choline)이 되어 대사 작용을 촉진하여 에너지 발생을 강화한다. 과음으로 인해 간 기능이 저하됐을 때 콜린을 많이 섭취하면 간장의 지방화를 막고 온몸에 힘이 넘치게 할 수 있다. 맥주의 쓴맛을 내는 홉에도 콜린이 들어 있다. 생활습관병을 예방하고 젊음과 건강을 유지하기 위해 간장을 지켜 주는 콜린 섭취에 신경 써야 할 것이다.

사람이 늙는 것을 노화(老化)라고 하는데, 노화에도 가짜 노화와 진짜 노화가 있다. 진짜 노화는 세포가 나이 듦에 따라 줄어드는 현상으로, 생리적 노화를 말한다. 40대에는 1kg이나 되던 간장의 무게가 100세가 되면 40%로 줄더라도 힘을 차리면 큰 문제가 없다. 그러나 대부분의 사람들은 천수를 다하지 못하고 죽고 만다. 그 이유는 가짜 노화, 즉 병적인 노화 때문이다. 가짜 노화는 건강하지 못한 생활에서 비롯되기 때문에 마음만 먹으면 어느 정도 예방이 가능하다. 간장병을 앓고 있는 사람의 혈액에는 비타민 E 양이 매우 부족하다고 한다. 간장의 노화를 막기 위해 비타민 E가 많은 식품 즉 배아·콩·장어·파슬리·고구마·잣·호두 등을 먹을 것을 권한다.

해구를 잡은 북극곰은 내장 중에서도 간만 먹고 살코기는 거들떠보지도 않는다고 한다. 즉 간을 먹게 되면 창고에 쌓여 있는 영양소를 고스란히 이용하는 셈이다.

간에는 비타민 B_{12} 함량도 많고 철분과 엽산도 많아 악성 빈혈에 효과가 있다. 반면에 간은 자기 분해도 빨라 변질과 부패가 빠르므로 되도록 신선한 것을 먹어야 한다.

B형 간염과 식이요법

간장에 이상이 생겨 고생하는 사람들이 많다. 간장병은 크게 두 가지로 나뉘는데, 하나는 간장 전체가 침해받는 질환이고, 다른 하나는 간장의 일부에 질병이 생기는 것이다.

전자에 속하는 것은 급성 및 만성 간염·간장병·지방간·기타 간장 축적증 등이고, 후자에 속하는 것은 간암·간종양 등이다. 이 중에서 식이요법이 중요한 의미를 갖는 것은 간염·간경변·지방간이다. 우리나라에서 가장 흔한 질환은 급성 간염으로, 바이러스가 발병 원인인 경우가 가장 많지만 약물에 의한 간염도 있다.

바이러스성 간염은 A형과 B형이 있으며, A형은 유행성 간염이라고 부르기도 한다. A형은 환자의 배설물 등에 의해 오염된 음식과 음료를 통해 감염된다. B형은 혈청 간염이라고도 불리며, 수혈이나 주사 또는 경구(經口)에 의해 옮겨진다. 이 바이러스성 간염 환자 중 80% 이상은 비교적 증상이 가벼워 발병 후 4~6주일이면 낫지만 20% 가량은 완쾌하는 데 수개월에서 수년이 걸리는 즉, 만성 간염이 된다. 그리고 약 3% 가량은 간경변으로 고생한다.

급성 간염은 황달 증세가 나타난 다음에야 비로소 알게 되는 일이 많지만 황달이 나타나기 전에 증세를 보이는 일도 많다. A형 간염이 되면 약간 열이 나고 나른하며, 식욕이 떨어진다. 구역질과 복통이 나기도 한다. 이러한 상태가 2~3일에서 일주일 정도 계속되다 갑자기 황달이 나타난다. B형 간염이나 약제성 간염은 대부분 열은 없으나 나른하고 식욕부진이 나타난다.

황달은 안구나 얼굴에 가장 먼저 나타난다. 황달이 나타나기 1~2일 전부터 소변 색이 진해져 짐작이 가능하다. 황달은 일주일 가량 최고조에 달한 뒤 2~4주 뒤 사라지고, 소변 색깔도 정상으로 돌아온다. 황달이 없어질 무렵이면 보통 때보다 식욕이 왕성해진다. 이는 파괴된 간장을 원래대로 회복시키고 간장 기능 저하로 약해진 몸을 회복하기 위해 필요한 영양을 얻으려는 자연의 섭리라고 볼 수 있다.

급성 간염은 꼭 황달을 수반하지는 않는다. 이른바 무황달성 간염이 그것이다. 그러나 이 경우에도 간장에서 이상 증세가 일어나고 있는 것은 마찬가지다. 그러나 정확한 진단이 어렵고 감기나 위장병으로 보는 일이 많다.

우리나라에는 50만 명 이상의 간염 환자와 400만 명이 넘는 간염 보균자가 있다. B형 간염 증상을 보면 특이한 것은 없지만 보통 식욕 감퇴 · 무력감 · 미열 · 근육 관절통 · 오심 · 구토 · 소화 불량 · 복통 등의 증상이 나타나며, 암갈색 소변이 나오는 경우도 있다. 황달이 생기면 피부가 가렵거나 2~5kg 정도 체중이 감소하기도 한다. B형 간염이 전염되는 것을 막기 위해서는 다음 사항에 유의해야 한다.

면도기나 칫솔, 수건 등은 개인 것을 따로 사용하고, 공동 사용을 피한다. 손을 자주 씻고 위생적으로 생활한다. 주사기나 주사침은 일회용을 사용하고, 혈액이나 체액에 오염된 물질은 함께 사용하지 않는다. 무분별한 약의 남용을 피하고, 반드시 의사의 지시에 따라 복용한다. 간염 예방 접종을 한다. 우리나라에는 항체 생성률이 높은 B형 간염 예방 백신이 개발되어 있다.

급성 간염은 사망률이 높은 급성 전염성 간염을 제외하고는 크게 위험하지 않지만 만일 제때에 적절한 치료를 받지 못하면 만성 간염으로 발전할 우려가 있다.

현재까지 간염에 대한 특효약은 없으며, 예방만이 가장 확실한 치료법이다. 급성 간염은 회복기까지 절대 안정이 필요하므로 원칙적으로는 입원 치료가 가장 바람직하다.

처음에는 식욕이 심하게 떨어질 수 있으므로 유동식을 먹고, 부족한 수분이나 에너지는 포도당 주사로 보충하기도 한다. 그러나 곧 식욕을 되찾으므로 충분한 영양 섭취에 포도당 주사는 필요 없다. 포도당 주사는 오히려 식욕을 떨어지게 하여 좋지 않다.

회복기에는 당질과 단백질이 풍부하고 비타민을 고루 갖춘 식사를 하도록 한다. 야채를 곁들인 음식과 칼로리가 높은 과일 주스를 조금씩 나누어 섭취하는 것이 좋다. 식사만 잘해도 비타민제의 효과가 인정된다. 평소 고단백 식품과 녹색 채소를 많이 먹는 사람은 항체가 잘 생성되어 바이러스성 간염 이환률이 낮다고 한다.

간경변과 식이요법

여러 가지 원인으로 생긴 만성 간장 장애는 마지막에는 모두 간경변이라는 종착역에 이르게 된다. 간경변은 간장이 굳고 간세포가 적어지며, 섬유 조직이 증가하는 질병으로 간장 내의 혈액 흐름이 모두 바뀌는 증상이다. 특히 40~60세 사이에 많이 나타나며, 여성보다 남성에게 더 많은 질병이다.

간경변증은 쉽게 말해 간이 고무 타이어처럼 단단하게 굳어지는 병이다. 오랫동안 염증에 시달려 온 간세포가 병과 싸우는 사이에 사멸하고 오그라들고 다시 재건되어 매듭지어지고 실뭉치를 포개 놓은 것 같은 과정을 겪으면서 울퉁불퉁 쭈그러지는 현상이다.

간염의 경우 간 염증이 사라지면 원상으로 돌아갈 수 있으나 간경변증은 섬유 조직이 생기기 때문에 원상 회복이 어렵다. 또 합병증을 유발하거나 개중에는 간암으로 진전되어 사망하기도 한다.

만성 간염이 간경변으로 되는 기간은 빠르면 3개월에서 6개월이나 대부분의 경우 이보다 훨씬 길어서 여러 해가 소요된다. 그러나 언제 만성 간염이 간경변이 되는지는 정확히 알 수가 없고, 본인도 모르게 진행되는 경우가 많다. 보통 만성 간염이 간경변증으로 되는 데는 상당한 시일이 소요되기 때문에 구분에 상당한 어려움이 있다. 혈액 검사나 간 기능 검사로도 구분이 쉽지 않고, 복강경 검사나 조직 검사를 통해서만 확실한 진단이 가능하다.

■ 간경변증의 종류

[알코올성 간경변증]

알코올이 주된 원인으로 알려져 있다. 술을 많이 마시면 간에 지방이 쌓이고, 그러한 생활이 되풀이되면 간경변이 된다.

[괴사후성 간경변증]

한국 사람에게 가장 많은 간경변증으로, 간세포가 간염 때문에 무더기로 파괴되어 떨어져 나가거나 간세포에 매듭이 생겨 자갈밭처럼 울퉁불퉁하고 무질서해지는 증세다. 원인의 대부분이 B형 바이러스 간염으로 알려져 있다.

[담즙성 간경변증]

담즙이 간에 쌓이거나 호르몬 계통의 이상, 바이러스 간염의 만성화, 유독성 물질의 중독, 담관 수술 후 담도 협착이나 담석으로 인한 담도 폐쇄 등이 원인이고, 중년기 여성에게 많이 발병한다.

그밖에 헤모크로마토시스, 심장성 간경변증 등 여러 가지가 있다. 어쨌든 간경변에 걸리면 쉽게 피곤하고 구역질이나 식욕 부진, 또는 헛배가 부르고 소화 불량, 약간의 체중 감소 등이 나타난다.

오줌이 진해지고 황달이 나타나거나 잇몸 또는 코에서 쉽게 출혈이 보인다. 성욕이 감퇴하기도 하며, 여성의 경우 월경이 없어지기도 한다. 얼굴이 흑갈색으로 변하거나 모세 혈관이 뺨에 확장되어 보이는 일도 있다. 가슴 털이 빠지거나 남자의 유방이 여자처럼 부풀어오르고 고환이 수축되기도 한다. 손바닥이나 발바닥 혈관이 확장되어 벌겋게 보이거나 치질로 고생하는 경우도 있다.

간경변증 말기가 되면 간세포 기능 장애와 합병증이 나타난다. 사람에 따라서는 초기 증상 없이 건강히 지내다가 합병증으로 인해 비로소 간경변증임을 알게 되는 경우도 있다.

합병증은 간 구조가 파괴되어 혈관이 눌려 정상적인 혈액 순환이 이루어지지 않아 일어난다. 그래서 비장이 커져 왼쪽 늑골 밑에 만져지기도 하고, 복수가 차서 배가 부르기도 한다. 장에서 흡수된 단백질이 간에서 처리되지 못하거나 간을 통과하지 못하고 샛길로 빠져 전신으로 들어가 간성 혼수를 일으키기도 한다.

간경변증 진단을 받으면 길어도 3년을 넘기기가 어렵다고 알려졌지만 열심히 치료에 집중하고 섭생에 유의하면 생명에 위험이 없고, 정상인과 똑같이 살 수도 있다. 또 간경변증이라고 해서 모두 황달이 나타나고 쉽게 피곤하며, 정상 생활을 못하는 것도 아니다. 간경변증 환자의 25% 정도는 전혀 간 기능 이상이나 간부전 증상 없이 잠재적으로 존재하기도 한다. 문제가 되는 것은 간세포의 파괴가 심하여 간부전이 되거나 합병증이 나타났을 때다.

  간경변증이라도 간 기능은 포용력이 많아 정상 기능을 유지할 수 있다. 그러므로 그 상태를 자극하여 더 악화되지 않도록 잘 유지해 나가면 된다. 평소에 마시던 술을 끊고 규칙적인 생활을 유지하며 과로하지 않도록 하며, 약의 남용을 피하고 섭생에도 신경을 써야 한다.

  간의 재생을 위해서는 일정한 고열량·고단백 식이요법을 하고, 안정을 취해 간의 혈류를 돕고 영양 공급에 노력해야 한다. 그래야만 복수나 간성 혼수, 식도 정맥 출혈 등의 합병증이 오더라도 의사의 지시에 따라 적절한 치료가 가능하다.

  섬유 조직이 증가하여 간 형태가 변해 원상복구되지는 않더라도 식이요법과 치료를 계속하면 정상 생활이 가능하므로 믿음을 갖고 노력하는 것이 중요하다.

생활습관병과 식이섬유의 효능

생활습관병과 섬유질

식품 가공이 발달하고 식생활이 근대화되면서 동물성 식품과 가공식품 소비가 증가하고 있다. 그러다 보니 자연히 섬유질이 많은 식품은 멀리하게 되었다.

그동안 영양학에서 칼로리와 영양소 위주의 연구가 주를 이루면서 소화도 안 되는 섬유질에 대해서는 별로 큰 관심을 갖지 않았다. 오히려 영양소의 소화·흡수율을 떨어뜨리는 것으로 취급되기까지 했다. 그러던 것이 구미 선진국에서 증가하고 있는 심장 질환과 당뇨병, 대장암 등의 생활습관병이 섬유질의 부족과 관계 깊다는 사실이 밝혀지면서 일반 영양소 못지 않게 섬유질의 건강 유지 효과가 주목받기 시작했다. 이전에는 적었던 당뇨병이 증가하게 된 원인의 하나가 정제된 식품과 맛있는 것만 골라 먹는 이른바 미식에 있다는 사실도 확인되었다.

1972년 트로웰 박사가 '다이어터리 화이버(dietary fiber)'라는 말을 사용한 뒤로 관심은 더욱 높아지기 시작했다. 그는 처음으로 '사람의 소화 효소에 의해 소화되지 않는 식물 세포의 찌꺼기'라고 정의했다. 그러나 지금은 소화되지 않는 식품 중의 모든 성분을 가리키는 말로 쓰이고 있다. 이 말을 우리 말로는 식이섬유라고 부른다. 여기에 해당하는 것으로는 섬유소·리그닌·펙틴(과일에 풍부)·키틴(새우·게 등 껍질에 풍부)·글루코만난(곤약에 풍부)·알긴산(미역의 끈끈한 성분)·카라기난·한천(우뭇가사리) 등이 있다.

식이섬유의 효과

빻지 않은 곡식에는 식이섬유가 풍부하지만 거친 질감 때문에 맛이 좋은 백미 등의 형태로 섭취하고 있다. 보리는 방아를 빻았어도 백미보다 훨씬 많은 섬유소를 가지고 있다. 선진국에서는 밀가루를 통째로 빻아서 만든 통밀가루로 빵을 만들어 먹는다. 그런 면에서 상대적으로 가공을 덜 하는 옥수수는 식이섬유가 많은 식품이다. 식이섬유는 콩류·비지·콩가루 등의 대두 제품과 해조류·버섯류·채소류(우엉·당근·깍지콩·박고지·무말랭이·죽순·콩나물 등에 특히 많다)·과실류(배·사과)·고구마 등에 풍부하다.

식이섬유는 고분자 화합물로, 수분을 빨아들여 부풀리고 금속을 흡착하는 성질을 가지고 있다. 식이섬유의 종류에 따라 그 성질도

> **〈표 8〉 식이섬유의 효과**
>
> 1 소화관의 작용을 활발하게 한다.
> 2 배설물의 부피를 늘린다.
> 3 음식물의 소화관 통과 시간을 단축시킨다.
> 4 창자 속의 압력을 낮게 한다.
> 5 식사 성분의 소화·흡수에 영향을 준다.
> 6 담즙산의 순환에 영향을 준다.
> 7 장내 세균의 번식과 관계가 깊다.

다른데, 식이섬유가 소화관을 통과할 때 이들의 성질이 나타나 신체에 여러 가지 영향을 끼친다. 식이섬유가 부족한 식사를 하면 장게실염·변비·맹장염·정맥 이상·장암·비만·당뇨병·허혈성 심질환·담석증 등에 걸릴 위험이 높다. 식이섬유를 많이 먹으면 배설량이 늘고 배설 시간도 단축되어 식품을 통해 들어간 유해 물질이나 창자에서 생성된 유해 물질이 희석된다. 게다가 빨리 배설되기 때문에 장 점막에 자극이 줄어들어 대장암 예방 효과도 크다.

섬유소의 양이 늘면 칼슘과 철분 양도 늘려야 한다

식이섬유는 원래 식사 중의 영양 성분 흡수를 방해하는 성질이 있다. 이는 영양 면에서 마이너스 효과가 있으나, 과잉 영양 상태인 사람에게는 오히려 비만 예방 효과가 크다.

　식이섬유는 중성 지방이나 콜레스테롤 등의 흡수를 방해해서 혈액 중의 중성 지방이나 콜레스테롤 수치를 저하시켜 고지혈증(高脂血症)을 예방한다. 식이섬유는 담낭에서 십이지장으로 분비되는 담즙 중의 담즙산 흡수도 저해한다. 담즙산은 지방의 유화에 필요한 물질로, 그 작용이 끝나면 대부분은 소장에서 다시 흡수되어 간장으로 되돌아간다. 물에 녹지 않는 식이섬유가 담즙산과 잘 결합하는 성질이 있어 흡수를 막는 것이다. 식이섬유를 많이 섭취하면 간장으로 되돌아가는 담즙산이 적어지며, 콜레스테롤의 흡수도 저해되기 때문에 간장에서 콜레스테롤의 담즙산으로의 분해가 진행되어 담낭에 콜레스테롤이 쌓이는 것을 막아 담석 예방 효과가 있다.

　당뇨병은 혈당치를 조절하는 인슐린의 분비 부족으로 일어나는 질병으로, 당분을 천천히 흡수시켜 혈당치를 급히 높이지 않으면 그만큼 췌장에서의 인슐린 분비를 줄일 수 있다. 그래서 식이섬유는 당뇨병의 식이요법이나 예방에 효과가 있다.

　물론 식이섬유가 모든 면에서 다 좋은 것은 아니다. 칼슘이나 철분 등의 무기질 흡수도 방해하기 때문이다. 칼슘 부족에서 오는 골다공증이나 철분 부족에서 오는 빈혈을 예방하고 건강을 유지하기 위해서는 식이섬유의 양이 증가한 만큼 칼슘과 철분 섭취량도 늘려야 한다.

생활습관병을 예방하는 음식

건강 장수야말로 인류 역사가 시작된 이래 지속되어 온 최대 욕망이다. 그런데 건강 장수를 가로막는 것으로 생활습관병이 지목되고 있다.

성인병이라고도 불리는 생활습관병은 특별한 질병을 지칭하는 것이 아니다. 성인들에게 잘 나타나고 생활습관이 그 발병 원인인 경우가 많다고 해서 붙여진 이름이다. 당뇨병·고혈압·암·심장병 등이 그것으로, 선진국일수록 그 피해가 심한 것이 특징이다. 미국을 비롯한 선진국에서는 지방이나 에너지는 과잉 섭취하는 반면 비타민과 무기질은 결핍된 영양 불균형 상태가 당뇨병·동맥 경화증·심장병 등의 원인이라는 지적을 받기에 이르렀다.

이러한 배경 하에서 미국 상원은 영양 문제 특별 위원회를 구성해 음식과 질병과의 상관 관계와 해결 방안을 조사·심의하여 그 결과를 1977년에 보고한 바 있다. 5,000페이지에 달하는 이 보고서는, 1975년부터 만 2년간 행한 조사 분량이 지난 15년간 미국 의회가 영양 문제를 심의한 총량을 훨씬 능가하는 것으로서 엄청난 인력과 비용이 소요되었다. 이 보고서는 미국뿐만 아니라 유럽에까지 전 세계적으로 큰 파문을 일으켰다. 시대적으로는 19세기말부터 현재에 이르기까지, 조사 대상은 미국·캐나다·유럽 각국·아프리카·아시아·에스키모·인도 그리고 특정 종교 단체에 이르기까지 식생활 변천과 질병 양상에 대한 변화가 자세히 수록되었다.

심의 과정에 참여하여 증언한 전문가 역시 전(前) 국제심장병학회장 스타물러 박사, 건강재단총재 와인더 박사, 조깅 창시자 쿠우퍼 박사를 비롯 세계 각 국의 분야별 전문가 270명이 포함되어 있다. 또한 미국보건교육복지성·농무성부속연구기관들·국립암연구소·국립심장폐혈관연구소·국립영양연구소 등의 미국 내 연구기관과 영국왕립의학조사회의·북유럽3국연합의학조사회의 등의 관련 기관이 보유하고 있는 자료가 모두 이용되었다. 이 보고서의 결론은 다음과 같다.

'어느 누구도 깨닫지 못하고 있는 사이에 선진국의 식생활은 부자연스럽고 형편없는 것이 되어 버렸으며, 선진국에 많은 암·심장병·당뇨병 등의 생활습관병은 물론 정신 분열증조차도 잘못된 식생활에 기인하는 식원병(食源病)이다.'

즉 나쁜 식사가 선진국을 질병 선진국으로 만들어 버렸다는 것이다. 구미의 식생활은 동물성 지방이나 단백질·설탕의 과잉 섭취로 생활습관병을 초래하고, 수명을 단축하고 있다는 것이다.

유명한 로마의 웅변가였던 세네카는 94세까지 장수했다고 전한다. 그는 '인간은 자연사로 죽는 것이 아니라 자살하는 것'이라고 갈파했다. 여러 면에서 음미해 볼 만한 격언이 아닐 수 없다.

구미 여러 나라의 식생활이 처음부터 오늘날처럼 잘못된 것은 아니다. 최근 반 세기 남짓한 시간에 지금처럼 되고 만 것이다. 그러나 구미 여러 나라의 식생활 변화가 가져온 병폐는 반 세기가 채 지나기도 전에 이미 나타나기 시작했고, 결국 지금은 그 잘못을 깨닫고 식생활 개선에 노력하고 있다. 식생활 형태를 바꾸지 않으면 각종 생활습관병에 걸려 일찍 죽어야 하는 딜레마에 빠지기 때문이다.

그 보고서는 결핵 등의 세균성 질환이 퇴치된 가장 큰 원인이 영양 개선이었다고 밝히고 있다. 이 의견에 이의를 제기할 사람은 없을 것이다. 여기서 말하는 영양 개선은 영양 부족이라는 지난날의 영양 문제가 개선되었다는 뜻이다. 과거의 영양 문제는 바로 영양 부족이었다. 그러나 오늘날의 영양 문제는 과잉 영양(에너지의 과다 섭취)과 영양 불균형으로 완전히 변질되고 있다. 노르웨이 정부는 식량 백서를 통해 이렇게 말하고 있다.

'지금 우리나라 식량 정책의 기본은 국민이 균형 있는 영양을 섭취하도록 뒤에서 밀어 주는 것이 아니면 안 된다. 왜냐하면 지금은 영양 불균형이 두드러진 반면 예전의 에너지 부족이나 식량 부족은 이미 해결을 본 과거의 문제이기 때문이다.'

사회 상황이 병을 늘리기도 하고 줄이기도 하는 예로 유명한 것은 제1·2차 세계 대전 중에 나타난 결핵과 당뇨병의 예다. 제1차

대전 중의 식량 부족은 유럽 여러 나라에 결핵을 증가시켰지만 당뇨병은 감소시켰다. 제2차 대전 중에도 당뇨병은 줄었다. 영양 부족은 결핵을 증가시키지만 사치병인 당뇨에는 오히려 좋은 결과를 가져온다.

결핵과 같은 세균성 질병에는 단백질을 비롯한 영양이 풍부한 식품이 좋다. 단백질은 세균에 대한 면역성을 강하게 해 준다. 면역의 본체인 항체는 단백질로 되어 있기 때문이다. 그런가 하면 암세포도 주체가 단백질인 탓에 단백질이 너무 많으면 그만큼 암에 걸리기 쉽다. 암세포가 원료를 공급해서 증식을 촉진한다고 생각하면 이해하기 쉬울 것이다.

단백질이 몸속에서 분해되면 아민이라는 물질이 만들어지는데, 이것은 몸속에서 다른 물질과 결합하면 발암 물질이 되기도 한다. 결국 단백질의 지나친 섭취가 발암 물질을 더 많이 만드는 결과를 가져오는 것이다. 이것으로 보아 결핵에는 강하고, 암이 되기는 어려운 단백질 섭취가 건강 유지에 중요하다는 것을 알 수 있을 것이다. 영양은 무조건 풍부할수록 좋은 그런 단순한 것이 아니다.

40~60대까지의 생활습관병

생활습관병은 이렇게 정의할 수 있다. '40대~60대까지의 장년층이나 그 이상의 고령자에게서 잘 발생하는 다음과 같은 질병들의 총칭'으로, 고혈압 · 동맥경화 · 뇌졸중 · 심장병 등의 순환계 질환과 암 등의 악성 신생물(新生物), 당뇨병, 만성 간염, 간경변, 만성 신장염, 통풍 등이 이에 속한다. 이들 질병은 확실히 장년층에 많이 발생하며, 수명과도 관계가 깊다. 그러나 장년기 이후에 조기 발견과 건강 관리를 통해 예방이 가능하다는 공통점이 있다. 또 건강 관리 내용 중에서 식생활이 차지하는 비중이 가장 크다.

잘못된 식생활로 인한 질병은 개인차가 있기 때문에 일률적으로 말하기가 어렵다. 잘못된 건강 관리나 건강 관리를 하지 않는 상태가 계속되면 위에 열거한 질병들에 걸리기가 쉽다. 건강의 기반은 모든 사람에게 공통된 것이기 때문에 질병의 종류에 상관없이 공통적인 면이 큰 것은 당연하다.

우리나라 역시 식생활과 관련 깊은 생활습관병인 고혈압 · 동맥경화 · 뇌졸중 · 당뇨병 등이 증가하면서 큰 사회 문제가 되고 있다.

이러한 생활습관병이 많아지는 것은 단순히 노인 인구 비율이 높아진 때문이 아니라 소득 향상으로 인해 식생활 내용이 달라진 데서 비롯된 것이다.

사망률이 가장 높은 연령대가 40대라는 사실을 되새겨 볼 필요가 있다. 장년기가 되면 쉽게 피로해지고, 전날의 피로가 다음날 아침까지 이어지고, 허리나 등이 아프며 깊은 잠을 자지 못하는 등의 자각 증세가 나타나기 쉽다. 이러한 피로가 풀리지 않고 쌓이면 건강에 문제가 나타날 수밖에 없다. 장년기에 육체 노동을 하는 사람은 나이가 들어가면서 체중이 감소하는 경향이 있다. 그런가 하면 사무직에 종사하는 사람은 운동 부족과 더불어 대사 기능이 떨어지면서 여러 기능에 장애가 일어나기 쉽다.

과식에 따른 섭취 에너지가 증가하면 중·장년 비만이 나타나기 쉽다. 운동이 부족하거나 과식하게 되면 피하 지방이 두꺼워지게 되어 있다.

장수하는 사람들의 생활습관병 대책

장수하는 사람들은 일반적으로 생활습관병을 극복한 사람들이다. 그러므로 이들의 식생활을 참고로 하면 생활습관병 예방을 위한 지침이 될 것이다.

1. 편식하지 않고 계절 식품을 골고루 먹는다.
2. 육류·생선·달걀·콩 등 양질의 단백질을 매일 알맞게 먹는다.
3. 채소를 되도록 많이 먹고 과일도 곁들인다.
4. 지방질은 매일 조금씩 섭취한다.
5. 미역·다시마·톳 등 해조류를 자주 먹는다.
6. 우유를 매일 마신다.
7. 과식을 삼가고 천천히 즐겁게 먹는다.

놀랍게도 생활습관병은 초등학생들에게까지 퍼지고 있는 형편이라 성인뿐만 아니라 이유기부터 생활습관병 예방을 위한 대책이 강구되어야 하는 실정이다. 이를 위해 올바른 식생활이 필요하다.

보기 좋게 날씬해지는 식이요법

채소만으로 날씬해지려는 생각은 위험하다. 채소만 섭취하다 보면 칼로리나 단백질이 부족해지기 때문에 오히려 부작용이 크다. 이 경우, 몸이 약해질 뿐만 아니라 안색이 나빠지고 피부에 윤기가 사라져 주름살이 생기기 쉽다. 채소가 피부 미용에 좋은 건 사실이지만 그렇다고 해서 채소만 편식하다 보면 체력이 저하되어 감기를 비롯한 여러 가지 질병에 걸리기 쉽고, 또 한번 질병에 걸리면 저항력이 약해져 오랫동안 앓는다. 기력을 잃을 뿐만 아니라 생리가 멈추어 회복하지 못하는 경우도 있고, 여성의 기능도 저하되어 매력은커녕 오히려 건강미를 잃을 수도 있다. 뚱뚱한 사람이 여분으로 가지고 있는 것 중에 줄여야 하는 것은 지방뿐이다. 그 밖에 몸에 필요한 영양분은 축적되는 양이 없으므로 줄여서는 안 된다.

음식물 중 에너지 이외의 요소는 단백질·비타민·미네랄 등으로, 이것들을 균형 있게 잘 배합해 먹으면 건강을 유지할 수 있고, 미용 효과도 크다. 단, 그 각각의 식품이 에너지도 가지고 있으므로 그 에너지량의 비율로 단백질이나 비타민, 미네랄 성분이 많은 것을 선택, 잘 배합해 먹어야 한다. 무엇보다 보기 좋게 날씬해지려면 단백질 섭취에 주의를 기울여야 한다. 왜냐하면 음식 섭취량을 줄였을 경우 가장 감소되기 쉬운 것이 단백질인데다 에너지가 저하되면 단백질에 대한 신체적 요구가 더해지기 때문에 단백질이 상대적으로 결핍되기 쉽고, 또 그것이 체력 저하의 가장 큰 원인이 되기 때문이다.

단백질은 몸의 성질을 만드는 것이기 때문에 이것이 부족하면 조직이 위축되게 되어 있다. 그렇기 때문에 채식만으로 단백질이 부족해지면 오히려 주름살이 빨리 생기고 근육의 탄력도 없어져 노화가 더 일찍 찾아온다.

녹황색 채소와 담색 채소의 섭취 비율은 1:1

비타민 A가 결핍되면 소화 또는 호흡 기관과 목구멍의 점막이 헐어서 감기가 곧잘 들거나 야맹증까지는 아니더라도 밤에 어두운 곳에서 갑자기 밝은 곳으로 나왔을 때 눈이 어두워지는 등의 증세가 나타난다. 이 경우, 야간에 운전을 하다가 사고를 낼 우려가 있어 매우 위험하다.

비타민 A가 가장 풍부한 식품은 간유(肝油)지만 이것은 일반 식품이 아니다. 다행히도 비타민 A는 채소를 통해서도 섭취할 수 있

〈표 9〉 녹황색 채소와 담색 채소의 성분 비교

영양성분	녹황색채소	담색채소	영양성분	녹황색채소	담색채소
칼로리	38	26	철분	2.0mg	0.4mg
단백질	2.2g	1.3g	비타민A	17,821 I.U	341 I.U
지방	0.3g	0.1g	비타민B1	0.09mg	0.06mg
탄수화물	6.9g	4.8g	비타민B2	6.18mg	0.04mg
칼슘	67.0g	32.0mg	나이아신	0.9mg	0.3mg
나트륨	31.0mg	33.0mg	비타민C	63mg	35mg

다. 시금치 · 당근 · 피망 · 부추 등 색이 짙은 녹황색 채소에 들어 있는 카로틴은 우리 몸속에서 비타민A로 이용된다. 한마디로, 같은 채소라고 해도 녹황색 채소와 담색 채소는 성분이 매우 다르다.

[녹황색 채소]

당근 · 시금치 · 고추 · 호박 · 무청 · 고춧잎 · 부추 · 녹색 아스파라거스 · 냉이 · 쑥 · 파슬리 등

[담색 채소]

상추 · 레터스(양상추) · 양배추 · 무 · 양파 · 오이 · 가지 · 배추 · 미나리 · 백색 아스파라거스 · 우엉 · 토마토 · 생강 · 죽순 · 동아 · 마늘 · 브로콜리 · 콩나물 등

성분 비교표에서도 볼 수 있듯이 녹황색 채소에는 담색 채소에 비해 비타민 A가 5배, 철분이 5배, 비타민 C가 2배 이상 함유되어 있다. 영양 조사 결과에 따르면, 샐러드를 즐겨 먹으면 철분 결핍 가능성이 많다고 한다. 그러므로 녹황색 채소와 담색 채소의 섭취 비율을 1:1로 하는 것이 가장 바람직하다.

섬유소의 작용 세 가지

■ 변비를 예방한다

채소나 과일, 감자류, 해조류, 버섯 등에는 사람이 소화시키지 못하는 섬유소가 풍부하게 들어 있다. 이들 섬유소는 소화관 속을 그냥 지나쳐 나오기 때문에 영양적으로는 전혀 가치가 없다. 하지만 쥐를 이용한 실험 결과를 보면 단순히 영양소만을 배합한 먹이보다 섬유소를 섞어 만든 먹이로 키운 쥐가 건강 상태도 좋고 잘 자랐다고 한다. 뿐만 아니라 최근에는 섬유소에도 영양가가 있다는 사실까지 밝혀졌다. 변비를 고쳐 주고 예방함으로써 건강을 유지는 물론 피부 미용에 뛰어난 효능을 나타낸다는 사실이다.

운동 부족이나 식사량이 적을 때 일어나는 이완성 변비, 즉 대장 움직임의 둔화로 인한 변비에는 섬유질이 풍부한 식품이 장을 자극해 변이 잘 나오게 한다. 무나 다시마, 미역 등에 들어 있는 다당류도 수분을 많이 보유하고 있어 변을 부드럽게 해 주는 변비에 좋은 식품으로 알려져 있다.

섬유질은 또한 장 내 세균과도 관계가 깊다. 사람의 장 속에는 비타민 등을 만들어 공급하는 이로운 균인 유용균이 있는가 하면 유독 물질을 만들어 내는 해로운 균, 즉 유해균도 있다. 유용균이 유해균보다 우세하면 건강에 좋지만 그 반대가 되면 건강을 해치고 얼굴에 기미가 생기거나 심한 경우 대장암에 걸릴 수도 있다.

섬유질 섭취량이 적으면 대장 내의 환경 변화에 따라 담즙산과 그 밖의 물질에서 발암 물질의 생산량이 증가한다. 또한 대장 내용물의 배설이 늦어지다 보니 자연히 발암 물질과 대장 점막과의 접촉 시간이 길어져 결과적으로 암 발생 위험성이 커진다. 그러나 반대로 섬유질 섭취량이 충분하면 그 위험성이 줄어든다. 무조건 소화·흡수가 잘되는 식품만 섭취하는 것만이 좋지 않다는 것을 알 수 있을 것이다.

■ 콜레스테롤을 저하시킨다

섬유질은 콜레스테롤을 저하시키는 작용도 있다. 즉 섬유질을 섭취하면 장의 용적이 늘어나기 때문에 장 내에 있는 담즙이나 음식물 중의 콜레스테롤, 또는 콜레스테롤에서 만들어지는 담즙산의 흡수가 방해되어 이들이 잘 배설된다. 그래서 담즙산이 적어지면 이것을 보충하기 위해 체내의 콜레스테롤이 담즙산으로 변해서 콜레스테롤이 더욱 줄어든다. 이러한 작용은 섬유질뿐만 아니라 버섯과 해조류, 과일 등에 들어 있는 다당류에도 있다.

■ 비만 예방

섬유질의 효과 가운데 가장 흥미 있는 것은 칼로리를 함유하지 않았음에도 불구하고 음식물의 부피가 커진다는 것이다. 뚱뚱한 사람은 많이 먹는 습관이 있기 때문인지 칼로리가 낮은 식품을 먹은 다음 배고픔을 호소하는 경우가 많다. 즉 위 주머니에 음식이 잔뜩 들어 있지 않으면 만족감을 느끼지 못하는 것이다. 그렇다 보니 과자 등의 간식을 섭취하게 되고, 이는 결국 모처럼 칼로리가 낮은 식사로 비만을 치료하려던 계획을 수포로 돌아가게 만들고 만다. 이런 사람들은 부피가 많아야 비로소 먹는 것 같은 기분을 느낀다. 그런데 채소나 버섯, 해조류는 많이 먹어도 칼로리가 매우 낮기 때문에 비교적 안심하고 만족스러운 식사를 할 수 있다. 평소에 채소류나 해조류를 많이 먹는 사람은 여간해서는 살이 찌지 않고, 살이 쪘다고 해도 심각한 상황까지는 이르지 않는다.

채소에 들어 있는 식품 섬유 함량(100g 기준)은 다음과 같다. 섬유질 함량도 담색 채소보다는 녹황색 채소가 많다는 것을 알 수 있다.

• 녹황색 채소 : 당근 1.1g, 시금치 0.9g, 고추 2.0g, 고춧잎 1.5g, 무청 1.4g, 부추 1.3g, 피망 2.0g, 아스파라거스(녹색) 0.8g, 냉이 1.1g, 쑥 3.0g, 고비 3.8g, 고사리 1.4g

〈표10〉 익은 정도에 따른 채소의 바타민 C 함량(mg/100g)

	토마토	피망	오이
덜 익은 것	20.7	54.7	20.3
알맞게 익은 것	26.0	90.8	14.0
지나치게 익은 것	17.5	162.7	10.3

- 담색 채소 : 레터스 1.4g, 양배추 0.8g, 양파 0.7g, 오이 0.4g, 가지 0.8g

제철 식품이 제맛

채소 재배법의 변화로 지금은 하우스 재배가 일반적이다. 흙 대신 물을 쓰는 수경 재배도 있다. 덕분에 일년 내내 채소와 과일을 구할 수 있지만 맛과 영양가 면에서 차이가 난다는 아쉬움이 있다. 뭐니뭐니해도 제철에 나오는 것이 비타민 C를 비롯한 여러 가지 영양가가 뛰어나고, 제맛이 난다. 그러나 하우스에서 재배한 것이라도 초봄에서 초여름에 걸쳐 나오는 것들은 밭에서 재배하는 것과 큰 차이가 없다. 또 채소는 표에서처럼 덜 익은 것과 알맞게 익은 것, 지나치게 많이 익은 것의 비타민 C의 함량에 차이가 있다.

불면증과 음식

불면증의 원인

불면증의 원인으로는 한밤중에 먹는 간식, 저혈당증, 음주·흡연·피임에 의한 비타민 B 결핍을 들 수 있다.

■ 한밤중에 먹는 간식

습관적으로 한밤중에 잠을 자다가 일어나 뭔가를 먹거나 마시고 다시 잠드는 사람이 있다. 이렇게 한밤중에 일어나 뭔가 먹어야겠다는 욕구는 단순히 배고픔의 일종일 수 있다. 특히 체중 감량을 위해 다이어트식을 하는 경우, 깨어 있는 동안에 굶었기 때문에 밤에 배가 고파 깨어나는 일이 많다. 그러나 때때로 만성적이다 싶을 정도로 밤에 일어나 뭔가를 먹어대는 사람이 있는데, 이는 몸에 이상이 생겼다는 신호이므로 각별히 신경 써야 한다.

예를 들어 뚜렷하게 진단되지 않는 위궤양 증세가 있는 사람의 경우에도 뱃속의 불쾌감을 없애기 위해 자다가 일어나서 음식을 먹으려고 한다. 만일 이러한 증세가 나타나면 일단 의사의 진찰을 받는 것이 가장 현명하다.

이처럼 한밤중에 음식을 먹는 습관을 고치는 유일한 방법은 의지력뿐이다. 다시 잠들기 위해 무엇인가를 먹어야겠다는 생각이 들 때는 스낵류 대신 물을 한 잔 마신다.

■ 저혈당증

밤 동안 혈당치가 떨어지면 공복감이 느껴져 자다가 일어나게 되는 경우가 있다. 만약 혈당치가 불면의 원인이라고 생각된다면 잠자리에 들기 바로 전에 땅콩 버터나 치즈처럼 단백질이 함유된 스낵류를 먹도록 한다. 단백질은 물질대사가 늦기 때문에 혈당치가 떨어지는 것을 막아 준다. 그러나 쿠키나 케이크, 파이 등을 비롯한 단 음식은 피해야 한다. 이런 음식들은 혈당치를 급격히 올렸다가 한 시간쯤 뒤에는 다시 급격하게 떨어뜨리기 때문이다.

■ 음주·흡연·피임에 의한 비타민 B 결핍

비타민 B군은 트립토판을 포함한 여러 가지 아미노산을 체내에 공급하는 역할을 한다. 니아신 또는 니아신아미드로 알려진 비타민

B는 일단 쉽게 잠들지만 밤에 깨어나 다시 잠을 이루지 못하는 불면증 환자에게 효과가 있다. 생선이나 동물의 간과 콩팥, 땅콩 · 우유 · 달걀 등에 많이 함유되어 있다.

비타민 B_1은 동물의 간이나 콩팥 · 굴 · 연어 · 정어리 · 게 · 조개 · 달걀 등에 많이 들어 있는데, 불면증 치료에 도움을 준다는 임상 실험 결과도 나와 있다.

비타민 B 복합체인 이노시톨 역시 마찬가지 효과가 있다. 이노시톨은 포도 · 레몬 · 귤 · 오렌지 · 머스크멜론 · 통밀 빵 · 콩 · 강낭콩 등에 풍부하다.

판토텐산(pantothenic acid, 비타민 B 복합체)도 같은 효과가 있는데, 육류 · 생선 · 유제품 · 야채 · 정백하지 않은 곡식류 · 견과류 · 야채 · 콩 · 감자 등에 많이 들어 있는 영양소다.

또다른 연구에 의하면, 불면증이 비타민 B군의 일종인 엽산 결핍 때문일 수도 있다고 한다. 엽산은 아스파라거스 · 브로콜리 · 양배추 · 통곡식으로 만든 빵 · 오렌지 · 내장 · 완두콩 · 감자 · 근대 · 강낭콩 등에 풍부하다. 그러나 비타민 B군은 여러 가지 이유로 인해 쉽게 결핍될 수 있으며 흡연 · 음주 · 피임약 · 스트레스 등이 주된 원인으로 작용한다.

따라서 이러한 요인들을 제거한다면 깊은 수면을 취할 수 있을 것이다.

천연 식품에 들어 있는 자연 수면제

■ 비타민 · 무기질

비타민과 무기질은 숙면을 취하는 데 결정적인 역할을 한다. 일에 쫓기다시피 생활하고 긴장의 연속이다 보니 자연히 식사도 부실해지고 자연식을 접할 기회도 줄고 있다. 이렇다 보니 현대인들이 비타민이나 무기질 보충을 위해 영양제를 먹는 것이 그리 이상한 일도 아니다. 특히 수면 장애로 고생하는 사람의 경우에는 더더욱 영양제 섭취가 필요하다. 그러나 이때도 마음 내키는 대로 복용하기보다는 의사와 상의한 다음에 복용하는 것이 좋다.

■ 근육의 긴장을 풀어 주는 칼슘

칼슘은 중추 신경계를 진정시키는 효과가 있지만 조금만 부족해도 근육 긴장과 불면증을 초래한다. 스트레스 역시 체내의 칼슘을 급격히 고갈시킨다고 한다. 그렇기 때문에 하루에 필요한 칼슘 양을 충분히 섭취할 수 있도록 신경 써야 한다. 칼슘의 1일 섭취 권장량은 성인 남자의 경우 800mg이고, 임산부나 젖을 먹이는 여성의 경우는 1,200mg이다.

칼슘이 많은 식품으로는 우유 · 유제품 · 깨 · 양배춧잎 · 브로콜리 · 시금치 · 미역 · 다시마 · 톳 · 깻잎 등이 있다.

■ 진정 작용을 하고 피로 회복 효과가 있는 마그네슘·칼륨

칼륨제를 복용할 때는 무기질의 균형을 맞추기 위해 반드시 마그네슘과 칼륨이 함께 들어 있는 것을 택해야 한다. 감자나 정백하지 않은 곡식으로 만든 빵, 녹황색 채소, 감귤류에 많은 마그네슘은 그 자체가 진정 작용을 한다. 또 마그네슘은 칼륨과 함께 섭취하면 만성 피로를 해소하는 데 효과가 있는 것으로 알려져 있다.

칼륨은 고기·우유·바나나·오렌지·고구마·감자·칡·과일즙·신선한 과일 등에 많이 함유되어 있다.

100명의 환자 가운데 87명이 마그네슘과 칼륨 결핍증을 치료한 뒤 5~10일 사이에 정력과 체력을 다시 회복했다는 임상 실험 결과도 있다.

■ 불면증은 아연·철·구리 등이 부족하다는 신호

불면증은 아연이 부족하다는 신호일 수도 있다. 아연이 풍부한 식품으로는 굴·청어·고기·우유·달걀·정백하지 않은 곡식·완두·콩·두부·건포도·말린 살구 씨·말린 무화과 열매·당밀 등이 있다.

구리 결핍증에 걸린 여성들은 오랫동안 자려고 하고, 잠에서 깨어나도 늘 피곤하고 기분이 상쾌하지 않다고 느낀다. 마찬가지로 철분 섭취가 충분하지 않은 여성도 오랫동안 잠을 이루지 못하고

밤사이에 자주 깨어난다. 구리를 많이 함유하고 있는 식품으로는 정백하지 않은 곡식류와 그것으로 만든 빵, 조개류·견과류·내장·달걀·육류·말린 콩·녹색 채소 등이 있다.

  철은 내장과 녹색 채소에 많이 들어 있고, 노른자위나 쇠고기, 정어리·굴·말린 자두, 그밖의 다른 말린 과일·완두·흰 강낭콩 등에도 들어 있다. 그렇지만 구리와 철의 과잉 섭취는 오히려 건강을 해칠 위험이 있다고 하므로 주의해야 한다.

음악 요법과 음식

똑같은 음식이라도 먹는 환경에 따라 느껴지는 맛과 소화·흡수에 많은 차이가 난다. 그런데 한국 사람만큼 음식을 빨리 먹고 분위기 없는 식생활에 익숙한 경우도 드물 것이다. 그래서인지 인구수의 증가만큼 소화제 소비량도 비례해서 높다.

건강을 위한 식생활이 중요하다는 사실은 잘 알려져 있어 영양·식품·식이요법·건강 식품 등에는 비상한 관심을 보이면서도 정작 음식을 즐겁게 먹는 일에는 큰 관심이 없다. 이는 매우 잘못된 현상이다.

예전에는 밥상머리에서 이야기를 하면 복이 나간다는 말을 흔하게 들었다. 워낙 먹을 것이 궁하던 시절이라 어린 손자 녀석이 밥 먹는 중에 말이라도 하면 입에 들어 있던 밥알이 떨어졌을 것이다. 그것을 막기 위한 할아버지들의 경고성 발언이 아니었을까 하는 생각이 든다. 따지고 보면 비참한 생활을 그대로 반영하는 말이다.

사람이 누리는 온갖 즐거움 가운데 음식을 맛있게 먹는 것 이상의 것은 없다. 그런데 한국인의 식사 습관은 마치 동물이 먹이를 빼앗기지 않으려고 급히 먹는 것과 비슷하다고 할 수 있다. 출근 시간에 쫓기다 보니 아침 식사를 거르거나 커피에 빵 한 조각을 씹으며 허겁지겁 달려나가는 사람이 많고, 점심은 소란한 식당에서 쫓기듯 하기 일쑤다. 저녁은 친구들과 왁자지껄한 술자리에서 술로 때우거나 집에 가서 밤늦은 시간에 혼자 상을 받는다.

현대인들은 참 바쁘다. 식당에는 으레 TV가 설치되어 있어서 음식을 먹으면서 흘깃흘깃 눈이 가게 마련이다. 시청각이 모두 TV에 집중되는 것이다. 고3학생이 있는 집에서는 집안 식구가 모두 모여 식사를 하는 일은 꿈도 못 꾼다. 결국 어디를 가든지, 무엇을 하든지 스트레스에 시달리다 보니 쾌적한 환경에서 여유 있게 음식을 즐기는 일이 불가능한 일로 여겨지고 있다.

그러나 스트레스는 중추 신경계·말초 신경계·자율 신경계에 전달되면 소화기·내분비기·순환기 등의 장기와 조직에 나쁜 영향을 끼쳐 면역 능력까지 낮춘다. 그 해로움이 알려지면서 스트레스 해소를 위한 여러 가지 방법들이 소개되고 있지만, 스트레스에 의한 식욕 감퇴나 위장 장애를 치료할 방법은 거의 없는 실정이다.

스트레스를 해소하는 방법으로, 스포츠·레저·여행·드라이브·사우나·요가·예술·취미 생활·맛있는 음식 먹기 등이 거론되고 있다. 심지어 최근에는 음악을 통한 스트레스 해소법이 건강 산업으로 각광받고 있기도 하다.

소리는 외부의 정보를 전달하는 등 우리 몸에 여러 가지 영향을 끼친다. 그중에서도 가장 기분 좋은 소리는 악음(樂音)이다. 반면 소음(騷音)은 스트레스를 주는 스트레서(Steresser)로 작용해 혈압 상승·심박수 증가·집중력과 주의력 감퇴·초조·식욕 부진·땀흘림 증가·근육 수축 등을 초래한다.

소음이 건강을 해치는 데 반해 음악은 건강 증진 효과가 매우 크다. 성인기 이후에 뇌혈관 장애로 좌반구(左腦)가 손상되면 언어 장애는 물론 지적 기능 장애까지 온다. 그런데 이러한 증상이 있거나 치매 또는 노이로제 증상이 있는 환자에게 의학적으로 음악 요법을 실시했더니 증상이 크게 호전되었다는 연구 결과도 있다.

음악 요법의 효과는 심신, 여러 장기의 기능 개선, 정신적 안정에 의한 것이다. 현악기가 위주인 실내악·소나타·독주곡에는 진정 작용이 있고, 관현악곡은 활동성을 높이는 기능이 있다.

음악은 불쾌함을 해소해 주고 감정의 움직임을 유도하는 효과뿐만 아니라 정화 작용, 기억 회상, 생리학적 효과도 있다. 음악을 정신 건강이나 신체 건강에 응용하려면 사용하는 장소·환경·목적·기대되는 효과를 잘 검토해 곡을 선택하고 구성해야 한다. 말하자면 음악도 처방전이 필요한 것이다. 식사와 음악을 식사 전, 식사 중, 식후로 나누어 생각할 필요가 있다.

음식을 먹기 전에는 충분한 휴식을 취하고, 특히 마음의 안정을 이룬다. 식사 전에 30~40분의 워밍업 타임을 갖는다. 공복 중추에서 위에 신호가 보내져 공복감을 느끼는데 혈액 중의 당분이 떨어졌을 때 피로가 쌓이면 그 식욕이 피로감으로 묻혀 버리고 만다.

반면 편안히 쉬면서 편안한 마음을 가지면 식욕이 되살아난다. 이때 피로 회복 수단으로 가장 좋은 것이 바로 식전 음악이다. 식전 음악은 심신을 편안하게 하고 피로를 풀어 주며 불쾌한 기억을 차단하는 것이 좋다. 예를 들면 다음과 같다.

- 모차르트 : 현악 5중주곡 제1번 제2악장 아다지오, 혼협주곡 제3번 제2악장 라르게트
- 리스트 : 피아노 협주곡 제2번 제1부 · 제2부
- 바하 : 바이올린 소나타 제2번 제1악장
- 브람스 : 바이올린 소나타 제1번 제3악장 알레그로 모르토 모데라토
- 쇼팽 : 피아노 협주곡 작품11 제2악장

대부분의 가정에서 식사 중에 음악을 듣는 일은 매우 드문 반면 TV를 시청하는 일은 많을 것이다. 특히 어린이가 있는 가정에서는 제가 좋아하는 프로그램을 보겠다고 야단일 것이 틀림없다. TV는 음성보다 시각(後頭葉)이 우선한다. 한눈을 팔면서 음식을 먹는 다는 것은 하늘이 내려 준 가장 소중한 음식에 대한 예의에 어긋나는 일이다. 또 산만한 분위기로 음식을 먹으면 음식의 제맛을 음미하기가 어렵고, 소화에도 지장을 받는다. 따라서 식사 중에는 TV를 꺼야 한다.

호텔이나 레스토랑에서 음식을 먹을 때 그 배경 음악이 흐르는

소리가 너무 적어 효과를 기대할 수 없는 경우가 많다. 그렇다고 소리가 지나치게 크면 불쾌감을 주므로 이때도 음량을 적절히 조정해야 한다. 음질은 고음질보다 소프트한 것이 좋다. 저음역을 강조하면 정신적으로 중압감을 주어 소화계에 상당한 음압(音壓)이 가해져 연동과 소화액 분비가 불규칙해진다. 식사 중에 듣는 음악으로는 다음의 것들을 추천한다.

- 하이든 : 교향곡 101번 시계 제2악장
- 베토벤 : 교향곡 제6번 전원 제1악장
- 모차르트 : 피아노 5중주 작품 114 제1악장

식사 후에 음악을 듣는 것은 식후에 마시는 술과 같다. 식전이나 식사 중에 적당히 술을 곁들이면 음악의 효과가 더욱 가중된다. 자신도 모르는 사이에 몸이 리듬을 타고 근육은 수축하며, 혈관은 확장된다. 음악은 소화계의 기능을 증진시키며, 정신적으로 쾌적한 상태를 조성해 준다. 마음과 몸의 기능을 모두 상승시키는 힘을 가지게 된다. 식후 음악으로 좋은 것에는 다음과 같은 것이 있다.

- 베를리오즈 : 환상 교향곡 작품 14 제2악장
- 베토벤 : 피아노 협주곡 제5번 황제 제1악장
- 하이든 : 현악 4중주곡 작품 64의 5 종달새 제1악장
- 슈만 : 피아노 5중주곡 작품 44 제3악장

• 슈베르트 : 교향곡 제9번 제1악장 · 제2악장

음식을 맛있게 먹기 위한 행위가 곧 음식 문화다. 음악을 그중 한 요건으로 여기고 즐긴다면 음식 문화도 한층 즐거워질 것이다.

건강하게 여름나기

몸이 나른하고 식욕이 떨어지고 피로한 것은 여름을 타는 대표적인 증상으로, 그 요인은 다음과 같다.

첫째, 탈수로 인해 수분이 부족해지면 혈액의 흐름이 나빠진다. 그러면 유산(乳酸)이 쌓여 쉽게 피로해진다.

둘째, 수분 과잉 섭취로 위액이 묽어지고 위장이 차가워지면 식욕이 떨어지고 영양이 부족해진다.

이처럼 수분을 지나치게 섭취하거나 부족할 경우 모두 여름을 타게 된다.

수분의 과잉 섭취

더워서 땀을 많이 흘린 다음 수분을 공급하기 위해 시원하고 찬 음료를 지나치게 많이 마시는 일이 있다. 그러나 찬 음료를 한꺼번에 많이 마시면 위액이 묽어지고 위장이 냉각되어 소화 작용이 저하되어 식욕이 떨어지고 영양 부족이 된다.

탈수

땀을 많이 흘린 뒤에 물을 마시지 않으면 탈수 현상이 일어난다. 땀에는 미네랄과 비타민이 함유되어 있기 때문에 탈수가 되면 땀과 함께 미네랄과 비타민도 상실되어 몸의 여러 가지 작용이 정상적으로 유지되기 어렵다. 그래서 나른해지는 것이다. 그러면 혈액이 진해지고 혈액의 흐름이 나빠져 피로 물질인 유산이 근육에 쌓여 나른함이 더해진다. 수분은 운동을 하거나 작업 중이거나 조용히 있을 때 등 상황에 따라 공급해야 하며, 지나치게 차지 않은 것을 적당히 마시는 것이 좋다.

■ 탈수 증상

탈수가 되면 원기가 없거나 발열, 의식 장애 등의 여러 가지 증상이 나타난다. 더 악화되면 '열중증(熱中症)'을 일으키기도 한다. 또 혈액 중의 수분량이 감소하면 혈전(혈액 덩어리)이 일어나기 쉽다. 혈전이 뇌동맥에 차면 뇌경색을, 심장의 관동맥에 차면 심근경색을 일으킬 우려가 있으므로 주의해야 한다.

■ 예방

탈수 예방을 위한 주의 사항은 다음과 같다.

1. 목이 마르지 않아도 정기적으로 수분을 공급한다.

식사 때나 식간, 취침 전에도 한 컵 정도의 물을 마신다. 자기 전에 마시면 새벽에 화장실에 갈 염려가 있으나 탈수 방지를 위해서는 수분 공급이 중요하다. 약간 찬 것이 몸에 흡수되기 쉬우므로 효율적인 수분 공급을 위해서는 조금 시원한 것을 마신다. 그러나 너무 차면 위장의 상태가 나빠질 수 있으므로 조심해야 한다. 위장 상태나 마시는 시간에 따라 약간 따뜻한 것이 좋을 수도 있다.

2. 운동을 할 때는 15분마다 한 컵 정도를 마신다.

운동을 하거나 외출 시에는 집에 가만히 있을 때보다 많은 땀을 흘리게 되므로 적절한 수분 공급을 위해 작은 음료수 병을 휴대하는 것이 좋다. 한때는 운동 중에 물을 마시면 나쁘다고 했으나 지금은 더운 날 운동을 할 때는 탈수나 열중증을 예방하기 위해 마시는 것이 좋다고 권고하고 있다.

■ 집에서 간단히 마실 수 있는 수분 공급 음료

재료 : 물 1L, 레몬 1/2개, 꿀 1큰스푼, 소금 1작은스푼

레몬 즙과 꿀, 소금을 물에 잘 녹인다. 꿀은 찬 물에 잘 녹지 않으므로 미리 뜨거운 물에 녹여 둔다. 고혈압 치료 중이거나 염분을 제한해야 하는 사람은 의사와 염분 농도를 상담하는 것이 좋다. 여름에는 많은 땀으로 염분을 잃으므로 특별히 건강상에 문제가 없다면 하루에 1 l 를 마셔도 지장이 없다.

여름철 식생활 포인트

여름을 타는 것을 예방하거나 해소하기 위해서는 수분 섭취뿐만 아니라 식생활 전반에도 신경을 써야 한다. 특히 건강 유지를 위해서는 영양상으로 균형이 맞고 규칙적인 식사를 하는 것이 중요하다. 바쁘다는 핑계로 끼니를 거르지 말고 건강 유지를 위해서는 반드시 규칙적인 식사를 해야 한다. 노인들은 특히 영양 보급에 신경 써야 한다. 더운 여름에는 가벼운 쇼핑이나 조리 역시 일이 되기 때문에 매 끼 식사가 단조로워지기 쉽다. 이때는 간단히 조리할 수 있는 식품이나 불을 쓰지 않고도 전자레인지로 조리가 가능한 식품을 이용하는 등 머리를 써서 가능하면 즐겁게 식사하는 것이 좋다.

■ 적당한 땀은 보약

더운 계절에 더욱 짜증이 나게 하고 덥게 만드는 땀, 그러나 땀은 체온을 유지하고 노폐물을 배출하여 피부의 윤활 작용을 돕는, 생명 유지에 꼭 필요한 것이다. 그러나 지나치게 많이 흘리거나 식은땀이 난다면 건강이 좋지 않다는 신호로 받아들여야 한다.

땀이 원인인 대표적인 질환은 자율 신경계의 이상으로 과도하게 땀을 흘리는 '다한증'과 겨드랑이 부근에서 독특한 냄새가 나는 '액취증'이 있다.

다한증은 일반적으로 한쪽 겨드랑이에서 5분 동안 100mg 이상의 땀이 배출되는 경우를 말한다. 우리나라에는 손과 발바닥, 겨드랑이, 외음부, 코끝 등에서 유난히 땀이 많이 나는 국소 다한증 환자가 많은 편이며, 30~50% 정도가 유전된다. 이 중 손발 다한증 환자가 60%를 차지한다. 전신에 걸쳐 과도하게 땀이 많이 나는 전신 다한증은 당뇨나 갑상선 기능 항진과 같은 대사성 질환으로 인해 이차적으로 발생하는 경우가 많다. 다한증은 한방 요법으로 체질을 개선해 증상을 완화할 수 있으며, 심하지 않은 경우 약물로도 치료가 가능하다. 짧은 시간에 큰 효과를 얻고자 한다면 수술 요법으로 간단히 치료할 수 있다.

흔히 암내라고 하는 액취증은 땀과 함께 분비되는 지방산과 암모니아가 원인이 된다. 내분비선의 영향을 많이 받는 사춘기에 시작돼 16~20세 사이에 가장 많이 나타나며, 나이가 들면서 점차 감소한다. 동양인, 백인, 흑인순으로 많으며, 유전된다. 원인균을 제거하는 항생제를 도포하는 방법으로 그때그때 냄새를 방지할 수 있으나 지속적으로 사용해야 한다는 단점이 있다. 내시경과 초음파 지방

흡입기를 이용한 치료나 레이저 치료법 등이 있으며, 최근에는 피하의 땀샘을 흡입기로 빨아내는 리포셋 요법이 인기다. 증상의 정도에 따라 수술 방법이 다르기 때문에 먼저 정확한 진단을 받는 것이 중요하다. 치료가 필요한 심한 경우가 아니라면 평소 생활 습관을 교정하는 것으로도 충분하다. 무엇보다 청결에 신경을 쓰고, 목욕이나 샤워를 할 때 살균 효과가 좋은 약용 비누나 상재균을 제거해 주는 소독약을 사용해 냄새를 제거하는 것도 좋다. 겨드랑이에 털이 있으면 털과 피지가 엉겨 세균이 번식하기에 좋은 환경이 되므로 항상 털을 짧게 깎는 것이 좋다.

사람의 체취는 식사에 의해서도 변하는데, 부추나 마늘처럼 냄새가 강한 야채를 먹으면 체취 또한 강해진다. 과다한 지방 섭취는 체취를 더욱 강하게 하므로, 땀이 많은 사람은 육류·달걀·우유·버터·치즈 등의 고지방·고칼로리 식품은 피하는 것이 좋다. 땅콩유·깨·당근·호박·시금치 등 비타민 E를 많이 함유한 식품은 악취 발생의 원인이 되는 과산화 지질의 증가를 억제해 준다.

수면 부족 또한 체취를 강하게 하므로 충분한 수면을 취하고, 담배와 커피는 폐의 모공 조절 기능을 떨어뜨리므로 가급적 멀리하는 것이 좋다.

과도한 스트레스는 정신적 긴장과 함께 땀 배출을 촉진하므로 스트레스 조절도 필요하다.

■ 다한증·액취증 체크 포인트

다음 항목을 보고 '그렇다'면 3점, '보통'이면 2점, '아니다'면 1점에 체크한 뒤 점수를 더한다.

체크 포인트	그렇다	보통	아니다
① 다른 사람에게 냄새를 지적받은 적이 있다.	3	2	1
② 옷에 땀 얼룩이 남는다.	3	2	1
③ 귀지가 눅눅하다.	3	2	1
④ 한쪽 부모 또는 양쪽 부모님이 액취증이 있다.	3	2	1
⑤ 털이 많다.	3	2	1
⑥ 지성 피부다.	3	2	1
⑦ 스트레스를 많이 받는다.	3	2	1
⑧ 기름기가 많은 음식을 좋아한다.	3	2	1
⑨ 긴장하면 땀을 많이 흘린다.	3	2	1

27~24점 : 액취증과 다한증이 심한 경우다. 빨리 전문의와 상담한 뒤 적당한 치료법을 찾는다.

23~18점 : 액취증과 다한증이 꽤 진행된 편이다. 우선 전문의와 상담해 보는 것이 좋다.

17~12점 이하 : 액취증과 다한증이 조금 신경 쓰이는 편이다. 냄새가 크게 신경 쓰인다면 병원을 찾는 것이 좋다.

11점 이하 : 청결에만 신경 쓰면 아무 걱정 없다.

제4장

생활 속의 건강 상식

웃으면 오래 산다

　서양 속담에 '웃음은 부작용이 없는 가장 좋은 약이다'라는 말이 있다. 또《구약성서》에도 '즐거운 마음은 건강을 좋게 하고, 음울한 마음은 몸을 말려 버린다(잠언 17장 22절)'라는 구절이 있다.
　미국의 저널리스트 노만 카즌스는《웃음과 치유력》이라는 책에 웃음과 건강에 관한 자신의 체험을 자세히 쓰고 있다. 49세에 교원병(膠原病)에 걸린 그는, 병을 치료하기 위해 코믹 영화와 유머 서적을 많이 보았다. 철저히 웃음으로 난치병을 극복한 것이다. 그렇다면 대체 웃으면 생리적으로 어떤 일이 일어나는 것일까?
　일본의 한 의과대학에서 관절 류머티즘 환자들에게 일본 만담으로 웃음을 체험케 하는 실험을 통해 신경계·내분비계·면역계 등에 관여하는 혈중 물질의 수치를 측정했다. 그 결과 웃음이 코티솔(Cortisol)과 인터로이킹 6가(스트레스를 받으면 모두 상승) 모두 정상화되었고, NK 세포도 활성화되었다. 결국 환자의 기분도 좋아지고, 류머티즘으로 인한 통증도 적어졌다고 한다.

동물을 통한 실험도 비슷한 결과를 보여 준다. 뇌 속에 있는 시상하부를 자극해 불안과 공포감을 조성한 상태에서 혈액을 채취, 조사해 본 결과 임파구 수가 감소하고 면역 기능이 저하된 것이다.

웃음으로 체내의 무엇이 변하는 것일까?

2003년, 일본 스쿠바 대학의 연구에 의하면 자주 웃는 당뇨 환자의 혈당치가 크게 떨어졌다고 한다. 연구자는 웃음이 '유전자의 변성'에도 관여하고 있는 듯하다는 발표를 했다. 앞으로도 웃음에 대해서는 여러 가지 측면에서 의학적 연구가 진행될 것이다. 아직 밝혀야 할 과제가 많지만 웃음이 몸에 좋은 영향을 주는 것은 사실이다. 잘 웃고, 다른 사람에게도 많은 웃음을 보이고, 매일매일 건강하게 지내는 것이 보약보다 좋다는 사실을 알아야 한다.

생식만이 좋은 것인가

 고기·우유·달걀 등 동물성 식품에는 콜레스테롤이 많아 생활습관병의 원인이 되므로 식물성 식품이 주가 되는 식생활을 하는 것이 좋으며, 그중에서도 특히 생식이 좋다는 주장이 인기를 얻고 있다. 세계적으로 유명한 장수자들이 모두 모두 채식자라는 친절한 설명까지 듣고 보면, 생활습관병에 대한 걱정이 있는 사람은 당장 채식주의자로 돌변하지 않을 수 없다. 그렇다면 정말 그럴까?
 한 예로 야채 즙을 만드는 경우를 보면 재료의 하나로 무가 들어가는데, 그 설명이 재미있다. 무에는 비타민 C와 소화 효소가 풍부하지만 생즙을 만들어 먹을 때는 껍질을 두껍게 벗겨 이용하라고 한다. 무 껍질에는 인체에 유해한 성분이 들어 있기 때문이라는 것이다.
 그런데 식품학 강의에서는 이와 반대로 껍질의 영양적 우수성이 강조된다. 즉 속보다는 껍질에 비타민 C와 칼슘 등의 함량이 훨씬 풍부하다. 유해 성분이 들어 있다면 그 누구도 꺼림칙해서 기피할

텐데, 그 성분이 어떤 것인지에 대해서는 구체적 언급이 없다.

감자도 생즙의 재료로 좋다는 주장이 있다. 특히 당뇨병으로 고생하는 사람들에게 특효라고 강조한다. 고질적인 당뇨병에 시달리는 사람들에게는 희소식이 아닐 수 없다. 그런데 그 설명을 잘 들어보면 감자를 껍질째 잘 씻어서 그대로 즙으로 만들라고 한다.

감자의 주성분은 녹말이며, 비타민 C가 풍부하고 무기질도 골고루 갖추고 있어서 육식을 많이 하는 사람들이 주식이 되기도 한다. 그러나 감자의 원산지인 남미의 잉카 지방이나 독일을 비롯한 유럽의 감자를 많이 먹는 곳에서는 감자를 생식하는 경우가 없다. 오랜 경험을 통해 감자는 익혀 먹어야 하는 것으로 알고 있기 때문이다.

감자 녹말은 익혀야 맛도 좋고 소화·흡수도 잘된다. 비타민 C는 열에 약해서 익히면 대부분이 파괴된다고 생각하는데, 감자의 비타민 C는 녹말에 둘러싸여 있기 때문에 매우 안정적이다. 우리가 일반적으로 먹는 정도로 익혀도 파괴되는 비타민 C는 일부분이고, 대부분은 그대로 남아 있다. 또 품종에 따라 함량에 차이가 있기는 하지만 감자에는 특유의 아린 맛 성분인 솔라닌(solanine)이 들어 있다. 솔라닌은 알칼로이드에 속하는 유독 성분으로, 특히 새싹이 날 때 증가한다. 이는 새로운 생명체를 만드는 데 있어 자기 개체를 보호하기 위한 생리 현상으로, 외부의 침입을 막거나 다른 동물이 먹지 못하게 하는 방어 수단이다. 그러나 감자는 햇볕에 노출되면 겉껍질이 녹색으로 변한다. 자외선을 많이 받아 살균 작용으로 인해 생명력이 상실되는 것을 방지하기 위해 엽록소가 생성되는 것이다.

이런 감자는 아린 맛이 매우 강하고, 성분을 분석해 보면 솔라닌 함량도 증가해 있다. 솔라닌은 맛도 이상하고, 식중독을 일으키므로 감자를 먹을 때는 싹튼 부위나 겉껍질을 벗겨 내고 조리해야 한다.

지금 우리의 식생활은 하루아침에 이루어진 것이 아니라 오랜 시간에 걸쳐 다듬어진 것이다. 그렇기 때문에 이것을 갑자기 무너뜨리고 새로운 식용 방법을 주장하는 것은 분명 잘못이다.

우리가 먹는 모든 성분은 좋은 것이든 나쁜 것이든 반드시 간을 통과하게 되어 있다. 좋은 영양소는 간을 거쳐 필요한 곳에 보내지지만 유해 성분은 우선 간에서 해독 분해 과정을 거친다. 수백 가지가 넘는 간장의 기능 가운데 가장 중요한 것이 바로 해독 작용이다. 건강한 간장은 미량의 유해 성분을 잘 해독해 내지만 매일 이러한 시달림을 받으면 간도 과로하게 되어 탄력이 떨어지고 지방간이 되고 만다. 지방간이 되면 간장의 능력이 급격히 떨어진다. 그러나 특별히 아프다거나 황달과 같은 직접적인 자각 증세가 전혀 없어 이상을 판단하기가 어렵다. 이 때문에 사람들은 자신도 모르게 간을 혹사하게 된다. 농약·식품 첨가물·부패 성분·알코올 등이 바로 이에 속한다. 시달림에 지친 간은 지방간을 거쳐 결국 간경화로 발전한다. 지방간을 미리 알고 적절한 식이요법을 하면 회복이 가능하지만, 간경화가 되면 여간해서는 원래대로 회복하기가 어렵다. 감자의 솔라닌 역시 간장에 큰 부담을 준다.

우리나라의 간경화증 비율이 세계 최고인 것의 원인은 잘못된 식생활에 있다. 그런데 그런 것을 좋다고 주장하는 사람들 중에 오히려 효과를 본 중병 환자가 있다. 언뜻 보기에는 타당성이 있는 것 같으나 냉정하게 생각해 보면 전혀 그렇지 못하다. 대사성 질환에 걸려 신체 기능에 이상이 있거나 녹이 슬어 문제가 생긴 사람이 유독 성분을 먹으면 간에서 해독되지 않은 일부가 혈액을 통해 순환하게 된다. 그 유독 성분이 장애가 생긴 곳에 접촉하면 자극을 받아 일시적으로 대사가 호전될 수 있다. 그러나 이것은 일시적인 현상일 뿐 근본적인 치유책은 아니다. 그 성분이 전신을 순환할 정도의 양이면 간장에 과도한 부담을 주어 얼마 지나지 않아 간경화증이 되는 경우가 많다. 예부터 '독으로 병을 고친다'는 말도 있었으나 독은 간을 비롯한 신체 기관에 무리를 주어 오히려 더 큰 부작용을 유발한다는 것을 알아야 한다. 그런 면에서 감자는 날것보다는 익혀 먹는 것이 좋다. 식품이 갖고 있는 특성에 따라 생식도 하고 익혀 먹는 방법도 연구·판단하는 것이 식품학·영양학·조리 과학에서 하는 일이다. 건강한 사람이 옳지 않은 식생활로 건강을 상실해서는 안 된다.

채소 샐러드보다 익힌 채소가 좋다

채소 샐러드가 유행이다. 그런데 야채 수프를 주로 먹던 프랑스에서 미국식의 영향으로 샐러드를 선호하게 되면서 여타 샐러드를 선호하는 나라들과 마찬가지로 장암 발생률이 높아지고 있다고 한다. 야채의 항암 효과는 날것보다 익힌 국물이 더 높다는 사실이 밝혀지고 있는 것이다.

녹황색 채소가 암 예방 효과가 뛰어나다는 것을 모르는 사람은 없다. 이 때문에 많은 사람들이 생채소만이 건강에 좋은 것으로 인식하고 있다. 그러나 여러 가지 실험 결과에 따르면 날것보다는 가열해서 국물을 먹는 것이 훨씬 효과가 크다고 한다.

장암이 발생하는 원인은 '육류+지방'이다. 육류의 붉은 성분인 헴(hem)과 과산화 지질이 반응해서 피옥시라디칼이라는 반응성 높은 악질 분자를 형성한다. 활성 산소의 하나인 피옥시라디칼은 유전자의 DNA에 상처를 주고 암을 촉진한다. 이 활성 산소는 암은 물론 동맥 경화와 노화를 비롯한 여러 가지 나쁜 영향을 끼치는 원인으로 주목받고 있다.

　우리 몸에서 활성 산소가 생성되는 것을 막을 수는 없다. 그렇기 때문에 활성 산소를 중화하고 제거하는 것이 건강 유지에 매우 중요하다. 녹황색 채소에는 그러한 작용이 있는 플라보노이드 등의 성분이 풍부하다. 특히 야채와 국물에는 활성 산소를 중화하고 제거하는 물질이 날것보다 훨씬 많이 들어 있다. 이것은 야채의 세포벽과 관련 있다. 생야채를 먹으면 세포벽이 단단해서 세포 속에 들어 있는 유효 물질들을 다 이용하지 못하지만 익혀 먹으면 그 성분들을 다 흡수할 수 있다.

　후두암 원인 바이러스를 이용한 실험에서도 채소 국물을 첨가했더니 암이 억제되었다는 결과가 있다. 파괴되는 비타민 C는 과일 등의 다른 식품으로도 얼마든지 보충이 가능하다.

　그런데 같은 채소라도 계절에 따라, 햇볕을 얼마나 받았느냐에 따라 성분 차이가 심하다. 햇볕을 많이 받고 자란 야채일수록 유효 성분이 풍부하다. 양배추와 배추 등의 담색 채소는 속보다 녹색을 띤 겉부분에 유효 성분이 더 많다. 활성 산소 제거 효과가 큰 여러 가지 채소 수프나 국은 날채소와는 또다른 맛과 효능이 있다.

　부드럽고 연한 것은 생으로 먹고, 단단하고 질긴 야채는 국이나 수프로 끓여 먹는 것이 좋다. 비타민의 파괴에만 신경 쓰느라 정작 중요한 효과는 보지 못하면 장님 코끼리 다리만 만지는 꼴이 될 것이다.

생활습관병에 좋은 야채 수프

　체질 개선과 암·감기·변비·빈혈·고혈압 등에 효과가 뛰어나다고 해서 주목받고 있는 것이 바로 야채 수프다. 재료 역시 주위에서 쉽게 구할 수 있는 것으로, 무·당근·우엉·마른 표고 등 다양하다. 사람의 몸을 자동차에 비유하면 심장과 근육은 엔진(동력)과 같고, 몸을 움직이게 하는 휘발유는 식품이라고 할 수 있다. 그러나 엔진과 휘발유만 있다고 해서 자동차의 성능이 보장되는 것은 아니다. 엔진이 잘 움직이려면 엔진 오일(윤활유)이 반드시 필요하고, 엔진 내에서 휘발유가 잘 폭발하도록 스파크(불꽃)도 잘 튀어야 한다. 비타민이 바로 엔진 오일이고, 미네랄(무기질)이 강력한 스파크라고 볼 수 있다. 또한 배기 가스가 빠져나가지 못해도 힘을 제대로 낼 수 없다. 영양가가 없다던 식이섬유가 바로 배기 가스의 배출을 원활하게 하는 클리너인 셈이다. 야채 수프는 바로 좋은 엔진 오일이자 스파크이자 클리너에 해당한다.
　무 뿌리에 비타민 C와 효소가 들어 있기는 하나 잎의 영양적 특징이 더 크다. 무 잎에는 비타민 A · B군과 철 · 인 · 칼륨 · 칼슘 등의 미네랄이 풍부하다.

힘을 내게 해 주는 대표적인 식품의 하나인 당근은 유럽에서는 사람의 인상을 좋게 한다고 해서 인기가 높다. 크게 주목되는 성분은 베타카로틴 · 비타민 E · 칼륨 · 철 · 인 · 유황 등이다.

사람이 살아가는 동안 체내에서 생성되는 '활성 탄소'는 매우 불안정한 물질이다. 일반 산소와는 달리 세포에 상처를 주고, 암과 노화를 유발하기 때문이다. 그런데 무청과 당근에 많은 베타카로틴은 이 활성 탄소를 억제하는 작용이 있다. 비타민 A뿐만 아니라 C · E · B군은 힘을 합쳐 면역 기능을 강화하여 피부와 점막을 튼튼하게 해 준다. 점막 출혈을 억제하여 위궤양과 눈의 결막하출혈에도 효과가 뛰어나다. 감기 등의 감염증과 암에 대한 저항력도 높여 준다.

칼슘은 치아와 뼈에 필요할 성분일 뿐만 아니라 신경 세포에 관여하는 효소인 트립신을 활성화하여 불안하고 초조한 마음을 가라앉혀 준다. 철은 혈액의 질을 높이고 양을 늘리기도 하지만 효소를 활성화화여 근육의 피로를 풀어 주기도 한다.

유황은 에너지 대사(FTP 합성)를 높이고, 간장의 해독 기능을 향상시킨다. 인과 마그네슘은 특히 효소를 활성화하는 보효소 역할을 담당한다. 인과 뼈의 대사와 핵산을 만드는 필수 성분이기도 하다.

셀렌은 미량 원소이긴 하지만 비타민 E와 마찬가지로 지방의 산화를 막고, 항암 효과도 가지고 있다. 그 밖에도 무청에 있는 아연과 몰리브덴은 각각 골격 · 피부 · 점막 발육과 간장 기능 강화에 효과적이다.

제6의 영양소로 일컬어지는 식이섬유가 풍부한 식품이 바로 우엉이다. 우엉의 섬유소는 변의 양을 늘려 줄 뿐만 아니라 장 내 유용균을 늘려 주고 창자를 깨끗하게 하는 정장 작용이 있어 변비 예방 효과가 있다. 민간요법에서는 이뇨와 해열에 쓰였으며, 프랑스에서는 '두피 피부병 약'으로 알려져 있다. 구내염과 창상(칼에 벤 상처) 치료에도 효과가 있다고 알려져 있다. 식이섬유의 하나인 리그닌은 변비를 예방하고 콜레스테롤의 흡수를 막아 주는 효능도 있다. 떫은맛 성분인 타닌은 통증을 멎게 하고, 염증 억제 효과가 있다.

한편 표고버섯의 균사체가 B형 · C형 간염 치료에 유효하다는 임상 발표도 있다. 암에 걸린 쥐의 수명을 연장시켰다는 결과도 발표된 바 있다.

비타민 D와 B군은 몸 전체의 면역 기능을 강화하고 활성화한다. 따라서 천식 · 피부염 · 류머티즘 등의 알레르기성 질환에도 효과가 있다. 에이즈나 간염을 일으키는 바이러스에도 효과가 있다.

채소를 가열하면 물론 비타민 C를 비롯한 일부 비타민과 효소가 파괴되나 익히지 않은 채소는 수분이 90%로 정도로 많아서 많은 양을 먹기가 어렵다. 그러나 가열하면 부피가 줄어들어 많은 양을 손쉽게 먹을 수 있다. 미네랄은 대부분 남아 있고 섬유는 부드러워지기 때문에 사람이 이용하기 좋은 것이다.

야채 수프를 만든 다음에 건더기를 버리는 것은 아까운 일이다.

물에 녹지 않는 지용성 비타민(A·D·E·F)과 식이섬유가 대부분 남아 있기 때문이다. 그러나 맛이 떨어지기 때문에 따로 조미해서 먹는 지혜가 필요하다.

당질과 성격

설탕이 어린이에게 미치는 영향

설탕이 어린아이의 행동이나 학습과 관련 있을 것이라고 믿는 사람이 많다. 설탕 섭취 뒤에 나타나는 행동이나 학습 문제가 혈당 저하나 알레르기 때문이라고 주장되기도 했다. 연구 중에는 설탕이 어린이의 행동과 학습 능력에 좋지 않은 영향을 끼친다는 결론이 있는가 하면 아무런 영향이 없다는 보고도 있다.

임상 심리학자인 프린츠 박사에 따르면 설탕 섭취는 4~7세 정상아와 지나치게 활발한 어린이에게서 볼 수 있는 행동간에 상관이 있다고 한다. 박사는 엄마들로 하여금 어린아이가 먹는 식품을 일주일간 기록하게 한 다음 마지막 날, 아이들이 노는 모습을 비디오로 촬영해 전문가가 그것을 보고 채점하게 했다. 물론 이 전문가들에게는 어린이에 관한 데이터나 식사 기록에 대해 알려 주지 않았다. 그런데 아이들을 관찰한 전문가들은 설탕을 먹인 과격한 어린이를 정확하게 가려냈다. 이 결과를 바탕으로 프린츠 박사는 설탕 함량이 많은 식품과 정상아의 주의력이 산만한 것에는 상관 관계가 있을지도 모른다는 결론을 내렸다.
　또다른 실험에서도 설탕이 과격한 어린이의 행동에 영향을 끼치기 쉽다는 주장이 나왔다. 조지 워싱턴 대학의 코너즈 교수는 미국 심리학회에서 과격한 아이와 정상아 사이에는 설탕에 대한 반응에 차이가 있다고 보고했다. 과격한 아이와 정상아를 당질이 많은 아침 식사, 단백질이 많은 아침 식사, 그리고 아침 식사를 하지 않는 그룹으로 나누어 각 그룹에 아스파탐(인공 감미료)과 설탕을 먹여 실험을 했다. 그리고 아침 식사를 하기 전에 팔에 꽂은 관을 통해 혈액을 채취했다. 이 체혈관은 그대로 둔 채 시간별로 채혈을 해 혈당치·인슐린·성장 호르몬·코티솔·유산·글루카곤·지방산을 측정했다. 그런 다음 어린아이를 의자에 앉혀 놓고 계속해서 과제를 내 주었다. 이 테스트는 아침과 점심 시간 전에 했고, 빼먹은 질문에 대한 개수 파악 및 오답과 해답을 함께 기록했다. 실험 결과 테스트 성적과 호르몬 레벨 사이에 상관 관계가 인정되었다. 과격한 아이와 정상아는 당질이 풍부한 아침 식사를 먹은 경우에는 차이가 인정되었으나, 고단백식을 하거나 아침 식사를 하지 않은 경우에는 차이가 없었다.
　질문 항목을 빼먹고 넘어가는 비율 역시 과격한 어린이의 경우 고당질식에 설탕을 추가했더니 그 비율이 훨씬 높아졌다. 그런데 고단백식에 설탕을 첨가하거나 설탕만 주었을 때는 별 차이를 보이지 않았다.

코너즈 박사는 당과 당질을 함유한 식사가 행동 변화에 끼치는 효과가 세로토닌(serotonin)*이 많아지기 때문이라고 주장했다. 이는 과격한 어린이이 경우 세로토닌 상승에 대해 보다 감수성이 높거나 세로토닌이 뇌 중의 도파민과 노르아드레날린의 조절을 방해하기 때문인 것이라 결론내렸다. 이를 통해 당은 정상인에게는 유해하지 않으나 성질이 과격한 사람들의 인식 기능에는 나쁜 영향을 끼치기도 한다는 결론을 내렸다.

미국 정신위생연구소의 라포포트 박사는 당에 대해 반응성을 보이는 어린이를 대상으로 다음과 같은 연구를 했다. 먼저 21명의 어린이에게 포도당 · 설탕 · 사카린 · 위약(僞藥)**을 먹이고 행동 테스트를 실시했다. 그 결과 설탕을 먹인 경우 이전보다 활동도가 떨어졌다. 이처럼 설탕이 행동에 미치는 효과는 부모 · 교사 · 범죄 전문가의 흥미를 끌고 있다. 교도소에서의 연구 결과도 흥미롭다.

설탕이 범죄자의 행동에 미치는 영향

설탕과 범죄자의 행동에 관한 보고도 많다.

---

* 포유류의 혈소판 · 혈청 · 위 점막 등에 함유되어 있으며, 혈관과 평활근의 수축 작용을 하는 물질. 뇌 조직에서도 생성되어 그 양이 많아지면 뇌 기능이 활발해지고 부족하면 조용해진다. 중추 신경과 시냅스의 자극 전달 물질이다.
** 정신적 효과를 얻기 위해 투여하는, 약리 효과는 없는 조제품.

1971년 오하이오 주의 바바라 리드 감찰관은 자신이 담당하는 집행 유예자의 식사 개선을 주장했다. 자신이 설탕 함량이 많은 식품과 표백 밀가루 등을 먹지 않았더니 기분이 명랑해진 경험에 바탕을 둔 것이었다. 그녀의 지시에 따른 사람들은 기분이 좋아지고 성격이 활발해졌으며, 정신도 안정되었다고 한다. 한편 다른 법관들은 바바라가 담당하고 있는 집행 유예자의 재범률이 매우 낮다는 사실에 관심을 보였다.

캘리포니아 주립대학의 치안 프로그램 책임자인 쉔탈라 박사는 1980년에 버지니아 소년원에 수용되어 있는 청소년들을 대상으로 당 섭취와 반사회적 행동의 관계에 대해 조사를 했다.

백설탕을 제한하고 콜라 대신 과일 주스를, 설탕 대신 꿀을, 흰빵 대신 검은빵을, 백미 대신 현미를 먹인 것이다. 조리 가공 식품보다 신선한 자연 식품을, 고당분·고지방 식품보다는 영양이 균형 잡힌 식품으로 바꾸어 준 것이었다. 예를 들면 감자 칩·아이스크림·쿠키 등을 과일과 생야채·견과류·치즈 등으로 대체했다. 그 결과 실험 대상의 반사회적 행동이 48%나 감소했고, 식사 방침이 바뀐 지 1년 뒤에는 폭력 사건이 3%, 절도가 77%, 반항적 태도가 55%, 규칙 위반이 30%나 줄었다고 한다.

볼티모아 대학의 범죄학자 다이아나 휘시바인도 식사와 폭력 관계를 조사해 행동 개선이 이렇게 극적으로 변하는 이유를 다음과 같이 밝히고 있다. '혈액 중에 있는 포도당의 50%가 뇌에서 소비된다. 따라서 혈당량이 떨어지면 뇌도 기능이 떨어져 사람은 행동에 영향을 받게 된다.' 저혈당이 초조함·두통·흥분·욕구불만·돌발적 행동 등과 깊은 관계가 있다는 것을 시사하고 있는 것이다.

쉔탈라 박사는 아연·철·인·마그네슘 등 포도당 대사에 필수적인 영양서가 만성적으로 결핍되면 뇌의 지능 활동에 필요한 에너지를 충분히 공급하지 못한다고 지적한다.

에너지가 부족하면 뇌는 호흡과 순환 등에 관한 불수의근(不隨意筋)을 조절하는 쪽이 에너지의 우선권을 차지한다. 이때 희생당하는 것은 이성적인 판단을 하는 곳이다. 그러나 당질이 몸에 나쁘다고 하여 에너지가 부족할 정도로 적은 양만 섭취하면 오히려 두뇌 회전에 문제가 생긴다. 그러나 당질이 많고 단백질이 적은 음식은 졸음을 유발하고 집중력을 떨어뜨린다고 한다. 또한 당질이 많은 식사는 똑같은 열량의 고단백식에 비해 피로감을 더 느끼게 해 작업 능률의 저하를 초래하므로 적당히 조절하는 것이 좋다. 그런데도 당질을 좋아하는 사람이 많은 이유는 무엇일까? 당질을 좋아하는 사람들은 대개 대식가이거나 계절적 정서 불안정증, 비만증, 금연으로 인한 금단증을 가진 사람 등이다. 담배를 끊으면 일시적으로 체중이 느는 경우가 많은데, 이것은 니코틴이 포도당의 이용 효율에 영향을 주기 때문이다. 일반적으로 금연한 사람들에게 당은 일종의 정신 안정제 구실을 한다.

스트레스와 음식

모든 사람이 바라는 건강 유지를 위한 조건은 다음의 4가지로 요약된다.

1. 음식을 잘 먹고
2. 적당한 운동을 하며
3. 휴식으로 피로를 풀고
4. 스트레스를 해소해 정신적으로 안정을 취한다.

현대인들은 옛날 사람들에 비해 많은 스트레스를 받으며 살아가고 있다. 스트레스가 심하면 건강을 해치기 쉽다는 것은 이미 잘 알려진 사실이다. 그런데 스트레스가 무조건 우리 몸에 해로운 것만은 아니라 오히려 건강에 도움이 되기도 한다. 건강에 도움이 되는 것으로는 음식 · 운동 · 수면과 같은 기본적인 것과, 난방 · 청결 · 행복감 등이 있다.

해를 끼치는 스트레스로는 상처나 바이러스로 인한 피해, 직장 또는 가족에게 받는 환경적 요인, 대인 관계, 실연 등의 심리적 현상 등 매우 다양하다. 또 경우에 따라서는 그것이 좋은 스트레스인지 나쁜 스트레스인지 구별하기 어려운 것도 있다.

적당한 운동은 심장과 근육을 튼튼하게 하고 건강에 큰 도움이 되지만 과도한 운동은 오히려 무리한 스트레스로 이어져 병을 얻는 것과 같은 결과를 가져온다. 과도한 운동으로 인한 엘보나 스포츠 심장 등이 바로 그런 경우다.

음식, 그중에서도 비타민을 적당량 공급받으면 건강과 작업의 원동력이 되지만 지나치면 오히려 과잉증을 초래해 영양 장애가 오기도 한다. 당질이나 동물성 지방의 과잉 섭취 역시 비만을 유발하거나 혈청 콜레스테롤 수치를 높여 생활습관병을 가져오기도 한다.

사람들은 자율 신경이나 부신 피질 호르몬 등 내분비계의 활발한 작용으로 물리적·심리적 스트레스에 견뎌 나간다. 또 이를 통해 스트레스가 완충되고, 평형을 유지할 수 있다.

신경성 식욕 부진이라는 증세가 있다. 이는 가장 심한 심리적 스트레스에 의한 영양 장애 질환으로, 심한 경우 목숨을 잃을 수도 있다. 반대로 심리적 스트레스에 의한 과식으로 비만이 되는 경우도 있다.

우리 몸은 스트레스를 받게 되면 기초 대사량이 늘어나 평소보다 30~40%의 에너지를 더 소모한다. 체내에 저장된 에너지가 방출되어 쓰이는 것이다. 회복에 필요한 새로운 에너지는 이용 가능한 아미노산이 요긴하게 사용된다.

　우리 몸은 소아기의 발달 단계에서 성인에 이르기까지 영양 등의 건강 촉진 인자와 물리적·심리적 스트레스가 서로 뒤엉키게 되어 있다. 이러한 스트레스에 대항해서 호메오스타시스(homeostasis)*를 유지하기 위해 교감 신경계와 부교감 신경의 자율 신경계와 부신 피질 호르몬을 포함한 인슐린 길항 호르몬 등 내분비계 생체 제어계의 작용으로 평형을 유지한다. 그러나 스트레스가 강해 생체 제어계에서 완충하지 못하는 지경이 되면 생체 내의 영양 대사에도 변화가 일어난다. 스트레스를 받으면 호르몬의 작용이 왕성해지고 대사를 촉진해 인체 내 저장 단백질의 이동이 일어난다. 바꾸어 말하면 단백질의 소모가 늘어나고 오줌 속에 요소의 배설량이 증가하는 것이다. 스트레스를 많이 받을수록 요소 배설량이 늘어나므로 하루의 요소 출납량을 측정해 스트레스 지수로 삼기도 한다. 결국 외상을 입었거나 폐결핵 등의 질병에 시달리는 사람에게 보신탕이 추천되었던 것도 그 나름대로 일리가 있었던 것이다.

　과거에는 우리 식탁에서 쇠고기와 같은 육류를 본다는 것이 참으로 어려웠다. 양질의 단백질 공급원이 귀했던 과거에 보신탕은 높이 평가받을 만했으나 얼마든지 양질의 단백질을 구할 수 있는 지금에는 굳이 보신탕을 고집할 필요는 없다. 결론적으로 스트레스를 많이 받으면 그만큼 단백질을 더 많이 섭취해야 한다.

---

* 우리 몸은 생명적·정신적 평형을 취하려는 경향이 있는데 특히 내부 환경, 즉 내장을 감싸고 있는 혈액 기타의 체액이 변화했을 때 이것을 회복하여 평형을 유지하려는 현상을 말한다.

- 스트레스 지수 = 소변 속의 요소 질소 배출량 −(1/2 소변 속 요소 질소 섭취량 −3)
- 스트레스가 없음 : −5~0
- 보통 스트레스 : 1~5
- 과도한 스트레스 : 5 이상

스트레스를 받으면 비타민 C가 많이 소모된다. 이러한 이유로 현대인들에게 비타민 C의 필요성이 더욱 강조되고 있다. 사람이 스트레스를 받으면 그에 대항하기 위해 부신(副腎)의 활동이 활발해진다. 부신에는 비타민 함량이 많은데, 특히 비타민 C가 많이 들어 있다. 비타민 C는 부신 피질 호르몬의 분비와 조절에 관여한다. 그러나 사람은 체내에서 비타민 C를 만들지 못하기 때문에 음식을 통해 섭취해야만 한다.

담배를 피우는 것도 일종의 스트레스인데, 담배를 많이 피우는 사람의 혈액에는 담배를 피우지 않는 사람의 혈액 중에 들어 있는 비타민 C 양의 절반 정도밖에 들어 있지 않다.

비타민 C는 우리 몸의 세포와 세포를 잇는 결합 조직의 생성과 유지에 중요한 역할을 한다. 비타민 C는 피부를 젊게 하고 저항력을 길러 주어 감기 예방 효과가 있다. 여러 가지 생활습관병이나 동맥 경화 · 암 등의 발생 요인으로 알려진 과산화 지질에 대해서도 비타민 C가 유해성을 덜어 준다고 한다. 과산화 지질은 불포화 지방산이 산화해서 만들어지는데, 비타민 C가 그 산화를 막아 주는 힘을 갖고 있는 것이다. 눈에 있는 안구에는 비타민 C가 매우 많이 들어 있다. 이는 안구에 과산화물이 만들어지는 것을 막기 위해서이다.

스트레스를 이기기 위한 지침은 다음과 같다.

첫째, 모든 일을 긍정적으로 생각하고, 즐거운 마음을 갖는다.

둘째, 신선한 공기를 마시며 알맞은 운동을 한다.

셋째, 양질의 단백질인 우유와 유제품·달걀·육류,·생선·조개류·콩·두부 등을 매일 잘 챙겨 먹는다.

넷째, 비타민 공급을 위해 견과류와 과일, 채소를 많이 먹는다. 여름철에 많이 나오는 토마토와 녹색 채소류에는 비타민과 무기질이 풍부하다.

쓴맛의 영양 효과

 간장이 일단 나빠진 뒤에는 치료하기가 여간 어렵지 않다. 평소부터의 예방이 특히 중요하다. 1주일에 한 번은 간장을 강하게 하는 '쓴맛'을 적극적으로 식생활에 도입할 필요가 있다.
 쓴맛이라는 것은 단맛, 신맛, 떫은맛, 매운맛 등에 비하면 미각이 서서히 느껴지며, 또 오랫동안 맛이 혀에 남는 특징이 있기 때문에 별로 환영받지 못한다. 확실히 단독으로는 좋은 맛이라고는 할 수 없으나, 그 대신 다른 음식과 조화되었을 때의 야릇한 쓴맛은 익숙해지기만 하면 식도락으로 알아주는 맛이라고 할 수 있겠다.
 맥주의 홉, 차, 커피, 우엉 등은 쓴맛이 있는 것으로 잘 알려져 있는데, 또 하나 잊혀져 있는 '쓴맛의 왕'이 있다. 여주 혹은 고과(苦瓜)라고도 하는 박과에 속하는 1년생 줄기 풀인데 비타민 C가 풍부하고, 병해에 강하며 전혀 농약이 필요 없는 뛰어난 자연 채소로서 큰 오이라는 느낌을 준다.
 이 여주는 약간 쓰고, 처음에는 좀 먹기가 어려우나 익숙해지면 식욕을 촉진한다. 식초에 담그거나 기름에 볶으면 아주 특이한 맛이 난다. 술이나 맥주의 안주로 좋은 식품이다.

또 이렇게 먹는 방법도 있다. 마늘과 검은콩을 으깨어 기름에 담그고, 얇게 썬 여주를 넣고 볶아 술 약간, 소금, 설탕 등을 넣어 뚜껑을 덮고 4~5분 두면 된다. 살코기를 넣으면 더 맛이 있다. 먹어보면 누구나 그 맛에 깜짝 놀라게 된다.

상추를 먹으면 졸린 이유

상추는 원래 봄에서 여름 사이에 먹는 채소였지만 지금은 사시사철 언제나 먹을 수 있다. 사각사각한 질감과 약간의 쓴맛, 특유의 맛이 있어 생식용으로 수요가 많다.

상추에는 약 2.9% 가량의 당질이 들어 있는데, 당분으로는 포도당이 많고, 설탕과 과당도 함유되어 있다. 유리 아미노산으로 로이신과 발린이 다른 채소에 비해 많으며, 라이신과 티로신·페닐알라닌·알라닌도 비교적 많은 편이다.

독특한 향기와 주성분은 아미노부틸산이며, 감칠맛 성분인 아데닐산이 들어 있다. 식욕을 돋우는 식품이자 잠이 잘 오게 하는 채소로 오래전부터 알려져 왔다. 또한 불면증·황달·빈혈·신경 과민 등에 생으로 먹으면 치료 효과가 있고, 누런 이를 희게 해 준다고 알려지기도 했다.

성장한 상추 줄기를 자르면 흰 즙이 나오는데, 이 속에 특별한 성분이 들어 있다. 상추 즙을 농축한 것으로는 일종의 마취약을 만들었는데, 중세 영국 에든버러의 의사 던컨은 이를 락투카리움이라 명명했다. 그 뒤에 조사된 바에 의하면 락투세린·락투신·락투신산이 주성분이라고 한다. 이들은 성질이 아편과 비슷해 와아편이라는 이름으로 최면·진통제로 사용되기도 했다. 그러나 이 성분은 재래종에는 많으나 재배종에는 매우 적다. 그래서 씁쓸한 맛이 나는 재래종일수록 최면 효과가 크다. 상추에는 또한 사과산과 구연산 뿐만 아니라 칼슘·철분·구리 등의 무기질도 함유되어 있어 잠이 잘 오게 하는 효과가 더욱 크다.

술은 숙면에 도움이 되지 않는다

 이제까지 의사들은 불면증 환자들에게 잠자리에 들기 전에 잠을 청하는 수단으로 술을 마실 것을 권유해 왔다. 그러나 최근 연구 결과에 따르면 어떤 사람들에게는 술이 잠을 자게 하는 데 도움을 주지만 다른 많은 사람들에게는 선잠을 자게 하거나 아예 잠을 이루지 못하게 하는 요인이 된다고 한다.
 알코올은 기관지 근육을 풀어 주고, 스트레스로 인해 잠을 못 이루게 하는 신체 작용을 억누르는 작용을 한다. 그래서 잠을 잘 때 순간적으로 무호흡 상태에 빠지게 하기도 한다. 잠을 자면서 순간적으로 호흡을 멈추는 것이 반드시 위험한 것은 아니다. 건강한 사람의 경우, 아마 이러한 상태가 되면 심하게 코를 골거나 씩씩거리면서 잠을 잘 것이다. 그러나 심장이나 폐, 그 밖에 다른 질병을 앓은 적이 있는 사람은 이렇게 순간적인 질식 상태가 생명을 위협하는 요인으로 작용할 수도 있다.
 저녁에 마시는 칵테일 한 잔이나 포도주 한 잔에 든 알코올은 위험한 결과를 초래할 만큼 오랫동안 혈액 속에 남아 있지 않다. 그러나 잠자리에 들기 바로 전에 마신 술에 들어 있는 알코올은 상황이 다를 수 있다. 만일 알코올이 불면증의 원인이라고 생각된다면 일주일 정도 밤에 잠자기 전에 술을 마시지 말고 잠을 잘 수 있는지 살펴본다.

  잠자리에 들기 전에 술을 마시는 습관을 끊기 어렵다면 마시는 양을 점차 줄이는 대신 과일 주스나 차를 마신다. 습관적으로 술을 마시는 사람이라면 중독 증상일 수도 있으므로 의사와 상의하는 것이 좋다. 또 수면제와 알코올은 절대로 함께 먹어서는 안 된다. 이 두 가지를 함께 먹을 경우, 수면 상태에서 질식 상태나 심장의 불규칙한 운동과 같은 심각한 상태에 빠질 수도 있다. 특히 두 가지를 과잉 복용할 경우에는 무의식 상태 또는 사망에 이를 수도 있다.

카페인으로 인한 다양한 증상

카페인은 불면증을 비롯한 여러 가지 심각한 수면 문제를 초래할 수 있다. 특히 카페인에 민감한 사람이라면 더욱 그렇다. 카페인은 커피, 차, 콜라, 초콜릿을 비롯한 감기약과 두통약, 이뇨제, 체중 조절 의약품 등에 들어 있는 성분이다. 카페인에 민감하지 않은 사람도 너무 많은 양을 복용하면 수면 장애뿐만 아니라 불안정 · 신경 쇠약 · 짜증 · 심계항진(가슴의 두근거림) · 저혈압 · 혈액 순환 장애 · 위통 · 현기증 · 잦은 소변 등의 증세가 나타난다.

하루에 600mg 이상의 카페인을 복용하는(커피나 콜라의 경우 7잔, 카페인이 든 약품의 경우 7정) 사람들은 적어도 이러한 증세들 가운데 일부 증세가 나타난다. 카페인에 민감한 사람은 이보다 훨씬 적은 양(점심 식사 때 마신 커피나 콜라 1잔 정도)으로도 같은 증세를 보일 수 있다. 특히 어린아이가 마시는 콜라 1잔은 어른이 커피 4잔을 마시는 것과 효과가 같으므로 유의해야 한다.

카페인이 불면증의 원인인지를 알기 위해서는 일주일 정도 카페인이 든 음식이나 약품을 전혀 먹지 말아야 한다. 그러나 카페인을 전혀 취하지 않고 일주일만 보내면 신경 과민이나 긴장감이 한결 줄어들고 잠도 더 잘 올 뿐만 아니라 가슴이 두근거리는 증상과 소변 문제도 사라질 것이다. 이미 카페인에 중독되어 있는 사람은 갑작스럽게 끊기보다는 그 양을 조금씩 줄여 나가는 것이 좋다.

야채 · 과일의 농약을 제거하는 방법

인체에 필요한 비타민과 미네랄, 섬유질을 보충하기 위해서는 야채와 과일을 섭취해야 한다. 그런데 한 가지 문제가 있다. 바로 과다한 농약 사용으로 인한 오염이다. 이렇듯 야채와 과일에 묻어 있는 잔류 농약과 방부제를 적게 섭취하기 위해서는 머리를 쓰지 않을 수가 없다. 다음의 방법들을 이용해 볼 것을 권한다.

[오렌지]
만져 보아 반짝거리는 것이 묻어 나는지 확인한 다음 구입한다. 왁스가 발려졌으면 소주를 묻혀 왁스를 닦아 낸 뒤 먹기 전에 흐르는 물에 껍질을 깨끗이 씻는다.

[바나나]
유통 중에 후숙제 · 살균제 · 보존제 등을 사용하는 일이 많다. 특히 수확 후기에 줄기 부분을 방부제에 담그는 경우가 많은데, 줄기

쪽부터 1cm 지점까지 깨끗이 잘라 버리고 먹으면 안심할 수 있다.

[포도]

포도처럼 속까지 잘 씻어야 하는 과일은 밀가루나 베이킹 소다를 먼저 뿌린다. 포도는 흐르는 물에 아무리 흔들어 씻어도 알과 알 사이에 낀 유해 물질까지 깨끗이 제거하기가 어렵다. 밀가루나 베이킹 소다를 포도에 뿌리고 흐르는 물에 씻어 내는 것이 가장 효과적이다. 가루 성분은 흡착력이 강해 과일에 묻었다가 떨어지면서 농약 등의 오염 물질까지 함께 데리고 떨어져 나간다.

[사과 · 토마토]

사과와 토마토처럼 껍질을 벗겨 먹는 과일은 식초나 레몬 즙을 이용해 씻는다. 식초와 레몬에 들어 있는 산은 산화 방지와 얼룩 제거 효과뿐만 아니라 용해도도 좋아 물에 잘 씻겨 나가기 때문에 오염 물질이 잘 제거된다. 식초와 물을 1:10 비율로 섞고 과일을 20~30분 담가 두었다가 흐르는 물에 씻는다.

[오이]

오이는 흐르는 물에서 스펀지 등으로 표면을 문질러 씻은 다음 굵은 소금을 뿌려 도마에 대고 문지른다. 이렇게 하면 표면에 작은 흠집이 생겨 껍질과 속 사이의 농약이 흘러나온다.

[양배추]

농약이 직접 닿은 바깥쪽 잎을 벗긴 다음 채를 써는 등의 방법으로 얇게 썰어 찬물에 3분 정도 담가 두면 남아 있던 농약까지 녹아 나온다. 그런 다음 다시 차가운 물에 헹구면 된다.

[상추 · 파]

세제를 섞은 물에 2~3분 담갔다가 흐르는 물에 30초 이상 씻는다. 섭씨 40도 전후의 따뜻한 물에 세제를 풀어 사용하면 피부 습진 등을 어느 정도 예방할 수 있다.

[각종 야채]

처음부터 소금물에 씻으면 농약이 야채 속으로 침투할 수 있으므로 흐르는 물에 먼저 씻은 다음 소금물에 씻는다.

당신의 뇌 연령은?

다음 질문 중 몇 개나 해당하는지에 따라 당신의 뇌 연령을 알 수 있다.

- 챙겨 둔 장소를 잊어버리는 일이 있다.
- 휴일에는 외출하기보다는 집에서 쉬고 싶다.
- 새 친구를 사귀는 일이 귀찮다.
- 책을 읽는 것보다 TV를 보는 시간이 더 많다.
- 알고 있는 유명인의 이름이 잘 생각나지 않는다.
- 휴대 전화나 컴퓨터를 만지기가 싫다.
- 최근 히트곡이나 유행어에 흥미가 없다.
- 자기 스케줄을 몇 번씩 확인하지 않으면 외울 수 없다.
- 영화를 보거나 소설을 읽어도 이전처럼 감동을 느끼지 못한다.
- 수면 시간이 부족하다고 느낀다.

■ 진단 결과

[3개 이하 : 20대]

당신의 뇌는 미지의 것을 받아들이는 유연성으로 차 있다. 항상 생각하는 습관을 유지하자.

[4~5개 : 30대]

당신의 뇌는 아직 호기심이 많은 편이다. 여행을 통해 일상의 스트레스를 발산해 보자.

[6~7개 : 40~50대]

뇌의 작용이 조금 무디어져 있다. 새로운 취미로 뇌에 자극을 주어 웃음을 찾도록 노력하자.

[8개 이상 : 60대 이상]

뇌 건강에 주의가 필요하다. 생활 습관을 바꾸도록 해 보자.

우리가 잘못 알고 있는 건강 상식

40대 이후에는 동물성 식품을 먹지 말아야 한다?

지방 함유율이 높다는 이유로 동물성 식품을 멀리하려는 경향이 있다. 확실히 지방분을 생각한다면 동물성 식품을 억제하는 것이 좋다. 그러나 동물성 식품을 전혀 섭취하지 않아도 건당에 문제가 생긴다.

동물성 식품에는 지방분을 포함한 양질의 단백질이 들어 있다. 이 양질의 단백질은 위장 점막과 혈관을 튼튼하게 해 주는 효과가 있다. 즉 동물성 식품을 전혀 섭취하지 않기보다는 식품에 따라 골라 먹는 것이 현명하다. 고단백·저지방 식품을 중심으로 섭취하고, 지방이 염려된다면 굽거나 삶아서 지방을 제거하고 먹는 방법도 있다.

가까운 바다에서 잡은 생선이 신선하고 맛있다?

가까운 바다에서 잡은 생선이 신선도가 좋은 고급품이라는 말은 우리나라의 바다가 과거처럼 깨끗할 때나 해당하는 이야기다. 지금은 과거와는 달리 오염으로 인해 유독 물질과 수은의 위험이 있는 가까운 바다에서 잡은 생선보다는 멀고 깊은 바다에서 잡아 순간 냉동해 어항에서도 해동하지 않은 상태로 팔고 있는 생선이 신선도나 영양 면에서 오히려 좋다.

가정에서의 해동법 역시 생선의 영양을 유지하는 데 중요하다. 능숙한 솜씨로 해동하지 않으면 오히려 영양가가 떨어지기 때문이다. 생선을 해동할 때는 저온에서 천천히 해동해 완전히 해동되기 직전에 조리한다.

기름기 많은 돼지고기보다 닭고기가 확실한 다이어트 식품?

옛날부터 내려오는 상식 중에 '배가 나와 걱정인 어른은 닭고기를 먹고, 한창 자랄 나이의 아이들에게는 스태미나식으로 돼지고기를 먹인다'는 말이 있다. 그러나 새로운 식품 성분표를 보면 과거에 비해 돼지고기 넓적다리 부위의 지방분은 1/7이나 감소한 반면 닭고기의 지방량은 전체의 3배 가까이 증가했다. 지방 수치가 완전히 역전되어 오히려 돼지고기가 더 담백한 다이어트 식품으로 개발된 것이다. 이는 건강을 지향하는 현대인들이 돼지고기를 기피하는 경향을 보이자 무조건 살만 찌운 돼지가 아닌 지방분이 적은 고기를 만들기 위해 돼지를 개량했기 때문이다. 게다가 정육점에서도 지방층을 제거하고 팔기 때문에 지방 함량은 더욱 감소했다.

한편 닭은 1평 정도의 공간에 60~70마리 정도를 넣고 그야말로 초과밀 상태에서 키워진다. 이 때문에 닭들은 충분한 운동을 하지 못하게 되었고, 그 결과 당연히 피하 지방분이 증가했다. 이제 '돼지고기를 먹으면 살이 찐다'는 말이 설득력이 있던 시대는 지나가 버렸다.

달걀은 최상의 영양식이므로 많이 먹을수록 좋다?

달걀은 그 어느 식품보다 뛰어난 영양 식품이다. 굴보다 6배나 많은 단백질이 들어 있고, 지방도 뱀장어의 2배나 되며, 철분 역시 시금치의 2배이고, 비타민 B_2도 빙어만큼 풍부하다. 다른 어떤 식품과 비교해도 그 영양가가 떨어지지 않는 완전 식품인 것이다.

그런데 달걀 노른자에는 다른 동물성 식품에 비해 많은 콜레스테롤이 함유되어 있다. 달걀을 너무 많이 먹으면 좋지 않다는 것은 달걀을 먹는 만큼 콜레스테롤 수치가 높아지고, 그 결과 동맥 경화 위험이 증가하기 때문인 것으로 알져져 있다. 하지만 여기에는 개인

차가 있고, 또 누구나 그런 것은 아니다. 어떤 조사에 의하면 20대의 남성이 하루에 6~7개의 달걀을 먹었지만 콜레스테롤 수치는 높아지지 않았다고 한다.

그러나 중고생과 폐경 후의 여성은 주의가 필요하다. 여성의 콜레스테롤 수치가 높아지지 않도록 조절하는 것은 여성 호르몬이다. 그런데 이 호르몬은 폐경이 되면서 감소하고 조정 능력이 둔해진다. 이 때문에 고콜레스테롤 혈증이 되는 사람이 많다.

성장기의 아이들이나 20대의 건강한 청년은 하루 2~3개 정도를 먹어도 상관없지만 35세가 넘은 여성이라면 하루 1개 정도를 섭취하는 것이 현명하다. 혈중 콜레스테롤이 높은 사람도 1개 정도가 적당하다.

고혈압인 노인들에게는 메밀국수가 가장 좋은 영양식?

메밀국수에는 비타민 P의 일종인 루틴(rutin)이라는 성분이 풍부하다. 루틴은 모세 혈관에서 혈액이 배어 나오는 것을 방지해 주는 작용이 있어 고혈압이나 뇌졸중 증세가 있는 노인에게 좋다. 하지만 아무 생각 없이 지나치게 많은 양을 섭취하면 오히려 함정에 빠질 수 있다.

루틴은 뜨거운 물에 약하기 때문에 메밀을 삶는 동안 많은 양이 물속으로 빠져나와 정작 우리가 먹는 메밀국수에는 루틴이 포함되지 않을 수 있다. 또 메밀국수 그 자체는 몸에 좋지만 먹다 보면 염분을 지나치게 많이 섭취하게 된다는 문제도 있다. 이 두 가지 문제를 동시에 해결하려면 메밀국수를 먹은 다음 국수 삶은 물까지 다 마시는 것이 좋다. 메밀을 삶을 때 녹아 나온 루틴이 메밀국수 국물에 충분히 녹아 있기 때문이다. 단, 국물을 마실 때는 간장이나 다른 양념을 하지 않는다. 혈압이 높은 노인들은 특히 조심해야 한다. 또 비타민 C와 함께 섭취하면 루틴의 효과가 더욱 상승하므로 식후에 귤 1개를 먹으면 그 효과를 더욱 높일 수 있다.

생선을 조리할 때는 소금물에 씻으면 안전하다?

소금은 예부터 식품 보존을 위해 자주 사용되어 왔으나 소금 맛 때문에 식중독을 일으키는 경우도 있다. 바다에서 나는 생선에 번식하는 장염 비브리오 균이 바로 그 범인이다. 이 균은 원래 바닷물 속에 있어서 소금기가 많은 식품에 주로 번식한다. 그 때문에 '호염균'이라고도 한다. 이 균에 중독되면 콜레라와 비슷한 증상이 나타나 심한 설사와 열, 탈수증이 보인다. 장염 비브리오 균에게는 소금이 균의 증식을 도와주는 것이다.

생선을 조리한 다음 생선에 뜨거운 물을 끼얹어 흐르는 물에 씻는 사람이 있는데, 장염 비브리오균 번식 가능성이 있는 바다 생선은 이렇게 다루어서는 안 된다. 뜨거운 물에 씻으면 오히려 단백질과 함께 균을 응고시키는 결과가 되어 버리기 때문이다.

또 가끔씩 샐러드를 먹고 난 뒤 장염 비브리오에 의한 식중독 증상을 보이는 사람이 있는데, 이는 생선을 조리한 뒤 도마를 깨끗이 씻지 않고 야채를 조리했기 때문이다.

생선을 조리한 다음에는 흐르는 물에서 도마를 씻어야 한다. 비브리오균은 수돗물에서는 약해지는 성질이 있기 때문이다.

알칼리성 체질인 사람이 산성 식품을 먹으면 혈액도 변화?

이것은 전혀 사실과 다르다. 아무리 산성 식품을 먹어도 혈액이 산성이 되는 경우는 없다.

인간의 몸은 항상 균형을 이루려고 한다. 그래서 몸이 산성을 향하더라도 약알칼리로 돌아가려는 궤도 수정이 이루어진다. 이것이 이루어지지 않으면 결국 죽는다. 즉 숨을 쉬고 있는 한 몸이 음식물 때문에 알칼리성이 되거나 산성이 되는 일은 없다.

신선한 생야채 샐러드만 먹으면 비타민은 충분하다?

비타민이 풍부한 생야채 샐러드가 미용에 좋다고 먹는 사람이 있는데, 야채 샐러드만으로는 충분한 비타민을 기대할 수가 없다. 이는 야채의 양과 관련이 있다. 생야채는 부피가 크기 때문에 겉으로 보기에는 양이 많은 것 같지만 실질적인 비타민 섭취량은 그다지 많지 않다. 하루에 필요한 비타민을 생야채로 섭취하려면 말 그대로 말(馬)처럼 먹어야 한다. 그래서 야채는 생으로 먹는 것보다는 삶거나 조려서 먹는 것이 좋다. 열을 가하면 비타민 C가 어느 정도 파괴되긴 하지만 많은 양을 먹기 때문에 생야채보다 훨씬 효과가 크다. 생야채를 먹는 사람이 오히려 비타민이 부족되기 쉽다는 점을 명심하도록!

기름기 있는 음식은 나이 먹으면 무조건 피한다?

몸이 노화될수록 소화력은 줄어든다. 이 때문에 위에 부담을 주는 기름기가 많은 음식은 피하는 것이 좋다. 하지만 기름이 꼭 몸에 나쁘다고는 말할 수는 없다. 노인에게도 기름은 반드시 필요하다. 특히 식물성 기름에는 지용성 비타민 A · D · E가 풍부하다. 게다가 콜레스테롤에 의한 혈관 벽 침착도 막아 주기 때문에 장수에 반드시 필요한 성분이기도 하다.

기름기로 인한 위의 부담은 요리 방법으로 해결할 수 있다. 예를 들어 야채를 기름에 볶아 먹는 것도 한 방법이다. 단, 기름을 지나치게 많이 섭취하는 것은 금물이다. 기름으로 장수하기를 원한다면 하루에 2큰스푼 정도로 섭취량을 제한해야 한다. 그 이상은 오히려 역효과를 가져와 몸에 해로울 수 있기 때문이다.

강장제인 마늘은 많이 먹을수록 좋다?

마늘에는 식물의 비타민 B_1과 결합해 흡수를 돕는 알리신(allicin)이 들어 있다. 이 때문에 다른 식품과 함께 섭취하면 건강 식품으로 매우 우수하다. 그러나 다른 식품과 마찬가지로 마늘 역시 무조건 많은 양을 섭취해서는 안 된다.

마늘에는 적혈구의 막을 용해하는 물질이 들어 있어 2, 3개를 한꺼번에 먹으면 빈혈이 나타날 수 있다. 한꺼번에 많이 먹을 경우에도 위염이나 위경련을 일으킬 수 있다. 열을 가하면 그러한 효소의 작용이 줄어들지만 보통 세 알 정도 섭취하는 것이 가장 적당하다.

빵을 먹으면 배가 빨리 고파지지만 밥은 든든하다?

밥 한 그릇(100g)과 식빵 1개(50g), 버터 1작은술을 비교해 보면 영양학적으로는 그다지 차이가 나지 않는다. 그런데도 '밥은 뱃속에 쌓이는 것 같은데 빵은 빨리 소화되어 금세 배가 고파진다'는 사람이 있다. 이는 단순히 그 속에 포함되어 있는 수분의 양 때문이다. 물로 대중하여 짓는 밥은 수분이 많아 포만감이 크고, 입에서 위장까지 가서 흡수되는 데 시간이 오래 걸린다. 수분이 적은 빵도 수프와 함께 먹으면 밥과 그다지 큰 차이 없이 포만감을 느낄 수 있을 것이다.

주량이 약하고 체질에 맞지 않으면 얼굴이 붉어진다?

술을 마시고 난 뒤 얼굴이 빨개지거나 파랗게 되는 정도가 술에 강하고 약하다는 것을 나타내는 것은 아니다. 간단히 말해 피하 혈관이 확장되는가 수축하는가의 차이일 뿐이다.

술이 세거나 약하다는 것은 알코올을 해독하는 간장 기능에 의해 결정된다. 이 해독 과정은 세 가지 루트로 행해지는데, 대부분의 동양인에게는 그중 한 가지가 빠져 있다. 간장 기능이 강하면 강할수록 술을 더 많이 마시게 되고, 알코올 중독이 될 확률도 높다.

당뇨병이 있는 사람도 위스키는 마셔도 된다?

이 역시 사람들이 착각하고 있는 말이다. '당뇨 환자에게는 청주는 나쁘지만 위스키는 좋다'는 말은 위스키가 상대적으로 당분이 적기 때문에 나온 말이다. 하지만 이것은 어디까지나 술의 당질 양으로만 비교한 것이다.

　예를 들어 맥주와 위스키의 알코올 양은 1 : 7 정도이기 때문에 맥주 7잔과 위스키 1잔으로 비교할 수 있다. 그러면 100g 속에 들어 있는 청주의 칼로리는 110, 위스키는 234로, 큰 차이가 난다.

　청주 1홉과 위스키 더블 정도의 칼로리도 똑같이 160 정도가 된다. 때문에 위스키도 더블 이하라면 청주를 1홉 마시는 것보다 칼로리를 더 억제할 수 있다.

　술뿐만 아니라 당뇨병을 조심해야 하는 것은 어디까지나 칼로리 관리다. 그렇기 때문에 위스키나 소주가 좋다는 것은 오히려 잘못된 상식이다.

술안주로 튀김을 먹으면 위가 보호된다?

　튀김처럼 기름기 있는 식품이 안주로 좋다는 말은 기름이 위벽에 막을 형성해 알코올 흡수를 저하시키기 때문이다. 이 때문에 기분이 나빠지지 않고 술을 마실 수 있다. 그러나 간단히 알코올 흡수를 억제하는 것만으로 몸에 다 좋은 것은 아니다. 몸을 위한 술안주는 고단백 · 고비타민 · 저지방이 원칙이다.

　고단백 안주로는 두부 제품과 치즈가 있다. 저지방으로는 구운 요리가 좋은데, 구운 닭고기가 있다. 비타민이 많은 회도 적당하다.

40세가 넘으면 뇌 기능 둔화로 기억력 · 창조력이 떨어진다?

혈기왕성한 때의 사람의 뇌 세포는 약 140억 개라고 한다. 그중 뇌 활동에 중추적 역할을 담당하는 세포는 약 4억 개로, 20대를 지나면 줄어들기 시작해 40대부터는 하루에 수만 개에서 수십만 개씩 파손된다고 한다. 물론 개인차가 있겠지만 기억력이나 창조력과는 상관없이 뇌는 이미 20대부터 줄어들기 시작한다. 그러나 줄어든 뇌 세포는 다시 살릴 수 없다. 하지만 뇌를 자극함으로써 죽은 뇌 세포의 주변 세포가 새로운 싹을 틔어 새로운 신경돌기가 늘어나게 할 수는 있다. 즉 뇌를 자극해 뇌 파손에 제동을 걸 수 있다는 말이다. 이를 위해서는 의욕적으로 책이나 잡지를 읽고, 많은 사람들을 사귀고 적당한 운동을 하는 것이 좋다. 외국어를 배운다든가 하는 방법으로 나이가 먹은 뒤에도 뇌를 계속 자극하면 뇌 세포의 감소를 최저 6만 개까지 멈출 수 있다.

하루 수면 시간이 4시간이면 건강하게 생활할 수 있다?

현대인들은 모두 바쁜 생활을 하고 있다. 꼭 바쁜 생활을 하지 않더라도 부지런한 사람이라면 잠을 많이 잔다는 것에 약간의 송구스러운 마음을 갖기도 한다. '수면은 4시간이면 충분하다'고 말하는 비즈니스맨들이 많다. 그중에는 4시간 수면을 몸소 실천하고 있는 의사도 있다.

미국이 한 연구 결과에 의하면 인간의 평균 수면 시간은 연령에 따라 신생아 16시간, 유아 13~14시간, 5~10세 아동 10~11시간, 청소년 8.5시간, 20~45세 성인 7~7.6시간, 50~70세 6시간, 70~85세 5.8시간이다. 그리고 한국인의 현재 평균 수면 시간은 7시간으로, 10년 전에 비해 1시간 정도 줄었다. 수면 시간 역시 사회 구조와 함께 변해 가고 있는 추세다. 그러나 수면 시간에는 개인차가 있다. 어떤 사람은 6시간만으로 충분하지만 어떤 사람에게는 6시간이 부족하게 느껴질 수도 있다. 필요 수면 효과는 일반적으로 다음과 같은 공식으로 측정할 수 있다.

"수면량 = 수면 시간 × 잠의 깊이"

즉 자고 난 뒤 몸을 많이 움직인다거나 코를 골지 않고 잘 정도로 깊이 자는 사람은 비교적 짧은 시간을 자도 충분하지만 그렇지 않은 사람이라면 좀 더 자야 한다. 그렇지만 수면 중에는 몸만 잠을 자는 램(Rem) 수면과 뇌와 몸이 함께 잠을 자는 노램(No-Rem) 수면이 있다. 성인의 경우 이 두 가지 패턴이 반복되는 것이 적절하다. 그 주기는 대략 1시간 30분~2시간 정도다. 이를 기본으로 하면 7~8시간 전후가 가장 적당한 수면 시간이라고 할 수 있다. 단, 노램 수면은 저녁에서 밤사이에 일어나고, 램 수면은 밤중에서 아침에 걸쳐 일어나는 경우가 많다. 그래서 가령 매일 밤 2시~3시에 취침하는 사람은 아무래도 뇌까지 잠들기 어렵고, 다음 날 아침에도 머리가 맑지 못하다. 일 때문에 밤에 일찍 자고 새벽 2~3시에 일어나 나가는 사람 역시 늘 몸이 피곤하다.

기억력이 감퇴하는 노인성 치매는 반드시 노인에게만 발생한다?

노망(老妄)은 일단 기억이 나지 않는 병으로, 일반적으로 노인성 치매라고 한다. 노인성 치매는 뇌의 신경 세포가 급격히 줄어들어 성격이 변하고 기억력도 사라져 가는 증세다. 뇌혈관 장애 등에 의해 일어나는 뇌혈관성 치매도 있다. 외국에 비해 한국에 많고, 특히 여성보다 남성에게서 더 잘 나타난다.

이 경우는 체중·혈압·콜레스테롤·중성 지방·혈당·요산 등을 정상적으로 유지할 수 있도록 식사에 더 많은 배려와 정기적인 운동, 다양한 취미 생활 등으로 어느 정도 예방이 가능하다.

또 한 가지, 초로기 치매로 대표되는 것이 바로 알츠하이머병이다. 원인은 잘 알려져 있지 않지만 뇌가 전체적으로 축소되고 대뇌 피질 등에 변화가 나타나 기억력이 현저히 떨어지고, 어떨 때는 인격조차 의심되는 이상한 행동을 반복하기도 한다.

알츠하이머병의 특징은 전체의 80%가 45~64세인 비교적 젊은 나이에 발병한다는 점이다. 그리고 여성에게 많다. 이것만 보더라도 노인성 치매가 반드시 노인에게만 발생하는 병은 아니라고 말할 수 있다.

주목할 만한 건강 음식 – 마카 · 요구르트

마카(Maca)

'안데스의 인삼', '천연 비타민의 보고', '기적의 불임 치료 식물' 등으로 불려 온 남미 안데스 고원의 오랜 전통 신비약이다. 그동안 신비의 베일 속에 가려져 있다가 최근 그 진가가 알려지면서 21세기의 신초(神艸)로 여러 사람의 입에 오르기 시작했으므로 낯설 수밖에 없다.

생김새가 강화의 특산물인 순무처럼 생겼는데, 과경(果莖)은 작으며 갈색이다. 거칠고 메마른 안데스 고원에서 성장해 왔다.

마카는 잉카 군인에게 있어 적과의 싸움에서 활력을 얻기 위한 귀중한 식량이자 약용 식물이었다. 마카에 대한 첫 번째 기록은 1500년 스페인에 이주한 사람들에 의해 이루어졌으며, 과학적인 검토는 1960년대 들어 이루어졌다.

분석 결과, 과경에는 칼슘 · 단백질 · 철 · 인 · 섬유와 각종 미네랄이 풍부하다는 사실이 밝혀졌다. 그래서 피로 회복 효과가 좋고 몸을 활기차게 해 준다. 그 결과 여러 가지 원인에 의해 생기는 피로를 물리치는 물질(fatigue-fighter)로 각광을 받기에 이르렀다.

전통적인 사용 방법은 삶은 물을 이용하는 것이었으나, 수송·저장 등의 문제로 인한 유통 장애로 지금은 과경을 냉동 건조시키거나 분쇄하여 환(丸)으로 하고 있다.

마카의 효험은 피로 회복과 예방, 불임 치료와 남성 발기 능력 재활, 에너지 활력원, 집중력과 기억력 상승, 스트레스와 피로 경감, 면역 시스템 강화, 정자 형성 증진, 정력 향상, 월경 주기의 정상화와 월경 전 증후군 경감, 갱년기 증상의 치유 등 매우 다양하다.

요구르트

요구르트의 역사는 수천 년이 된다. 사막 지대에 살던 베드윈 족이 양젖을 발효시켜 만들어 먹은 것이 그 시초라고 한다. 고단백에 지방도 많아 열량도 높은데, 콜레스테롤 때문에 꺼리는 경우도 있다. 그러나 다른 동물성 식품과는 달리 요구르트는 그런 걱정이 불필요하다는 사실이 밝혀졌다. 그 이유는 콜레스테롤을 배출시키는 성분이 발효 중에 생성되기 때문이다. 무엇보다도 활성 유산균에 의한 작용이다.

유산균은 위산에 약하므로, 위산이 음식으로 희석된 상태인 식후에 먹는 것이 좋다. 요구르트 속의 유산균은 살아 있으므로 개봉한 다음에는 되도록 빨리 먹도록 한다.

  요구르트는 냉동시켜도 유산균이 잠들어 있을 뿐, 뱃속에 들어가면 다시 활성화되므로 아무 문제가 없다. 유산균은 100도 이상으로 가열하거나 60도 정도에서 30분 이상 가열하면 죽으나, 죽은 유산균이라도 면역력을 높이는 효과가 있다. 요구르트는 요리나 드레싱에 넣어도 맛있게 먹을 수 있어 좋다. 인도에서는 카레에 섞어먹는다.

아카데미북 건강 총서

❶ 혈액을 맑게 하는 음식과 생활 습관 82가지
김호순 감수 | 신국판 260쪽 | 10,000원
혈액을 맑게 하여 건강을 지키는 비결. 피를 탁하게 하는 오염된 환경과 스트레스를 개선하고 평생 건강을 지키는 방법 완전 수록.

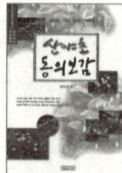

❷ 산야초 동의보감
장준근 지음 | 신국판 560쪽 | 17,000원
몸을 튼튼하게 하고 노화를 방지하는 산야초. 그 신비한 성분을 꾸준히 섭취하는 것이 난치병을 예방하고 물리치는 지름길임을 생약 해설로써 설명하였다.

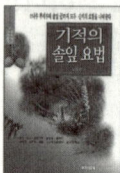

❸ 기적의 솔잎 요법
장준근 지음 | 신국판 204쪽 | 6,000원
우리나라 전역에 자생하는 소나무는 뿌리부터 잎까지 하나도 버릴 것이 없는 귀한 존재다. 여러 사람의 체험과 생리적 실험을 토대로 소나무의 효능을 상술하고 있다.

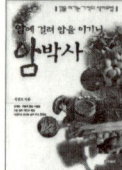

❹ 암에 걸려 암을 이기니 암박사
정명호 지음 | 신국판 430쪽 | 11,000원
365일을 하루같이 삼겹살과 소주로 보낸 날에 대한 보상은 대장암 3기. 자연 식이요법과 가족의 사랑으로 새 삶을 찾았다.

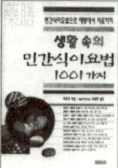

❺ 생활 속의 민간 식이요법 1001가지
홍문화 감수 | 신국판 576쪽 | 13,000원
모든 생활습관병은 식원병. 먹으면서 약이 되는 '의식동원'의 지혜. 동양에서 수천 년 동안 전해져 내려온 비법의 실체.

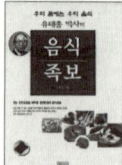

❻ 음식족보
유태종 지음 | 신국판 344쪽 | 8,800원
우리 몸에는 우리 음식. 우리 음식의 뿌리를 찾아 배우는, 읽는 것만으로도 배부른 영양 만점의 음식 족보.

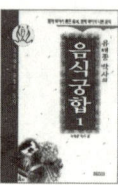

❼ 음식궁합 1
유태종 지음 | 신국판 400쪽 | 10,000원
음식에도 궁합이 있다. 함께 먹어서 좋은 음식 같이 먹어서 나쁜 음식. 음식을 궁합에 맞춰 먹으면 보약보다 낫다.

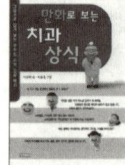

❽ 만화로 보는 치과 상식
이규원 글·이용훈 그림 | 신국판 248쪽 | 7,500원
이해하기 어렵고 복잡한 치과 상식을 만화로 쉽게 풀어 쓴 우리집 치아 건강 백과.

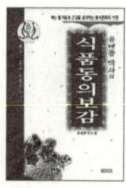

❾ 식품 동의보감
유태종 지음 | 신국판 630쪽 | 15,000원
저마다 다른 식품의 성질과 특성을 잘 알고 활용하는 것이 건강 유지의 기본. 먹는 즐거움과 건강을 동시에 생각한다.

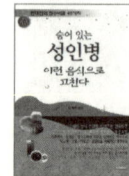

❿ 숨어 있는 성인병 이런 음식으로 고친다
임재헌 지음 | 신국판 304쪽 | 8,500원
우리 주변에서 쉽게 구할 수 있는 재료를 통해 맛과 건강을 동시에 얻는 비결을 제시한, 건강 생활 요법 45가지.

아카데미북 건강 총서

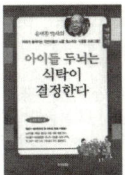
⓫ 아이들 두뇌는 식탁이 결정한다
유태종 지음 | 신국판 312쪽 | 9,000원

지혜로운 아이는 엄마의 식탁에서 자라난다.
아이의 두뇌 계발에 필요한 과학적 정보와 식생활 프로그램 완전 수록.

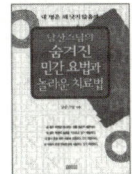
⓬ 남산 스님의 숨겨진 민간 요법과 놀라운 치료법
남산 스님 지음 | 신국판 448쪽 | 12,000원

파스 요법의 창시자 남산 스님이 수집·검증해 낸 민간 요법서. 인간의 몸이 자연과 하나라는 사실을 깨달을 때 병은 쉽게 치료된다. 내 병은 내가 알고 고친다.

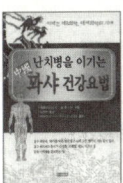
⓭ 난치병을 이기는 중국 꽈샤 건강 요법
이유선 감수 | 신국판 306쪽 | 10,000원

긁고 두드리고 뜯어서 만성 난치병을 물리치는 법. 신경통, 고혈압, 당뇨, 디스크 등을 경혈 자극법으로 치료한다.

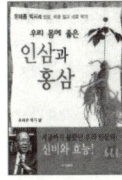
⓮ 우리 몸에 좋은 인삼과 홍삼
유태종 지음 | 신국판 336쪽 | 10,000원

세계 최고의 품질과 약효를 가지고 있는 고려 인삼. 과학적으로 밝혀진 인삼의 성분과 효능, 음용법을 상세히 밝혀 놓았다.

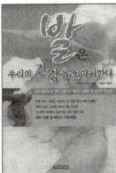
⓯ 발은 우리의 건강을 이야기한다
아베 요우코 | 신국판 208쪽 | 8,000원

발은 제2의 심장이라 할 만큼 중요하지만 내버려두면 만병의 근원이 된다. 하루 10분 발 마사지로 평생을 건강하게 사는 법.

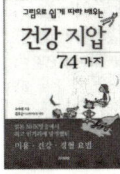
⓰ 그림으로 쉽게 따라 배우는 건강 지압 74가지
구숙혜 지음·김호순 감수 | 신국판 256쪽 | 8,000원

누구든지 쉽게 배워서 바로 사용할 수 있는, 부작용이 전혀 없고 치유력이 뛰어난 건강 경혈 자극 요법.

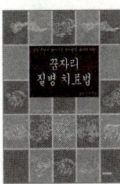
⓱ 꿈자리 질병 치료법
남산 스님 지음 | 신국판 344쪽 | 9,800원

꿈은 현실의 반영인가, 무의식의 산물인가?
꿈은 건강과 밀접한 관계가 있어서 꿈을 통해 몸의 이상을 감지할 수 있다.

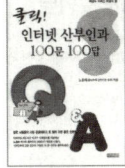
⓲ 클릭! 인터넷 산부인과 100문 100답
노흥태 지음 | 신국판 256쪽 | 8,300원

여성도 제대로 모르는 여성의 몸. 사상 최고의 조회 건수를 기록한 노흥태 박사의 인터넷 산부인과 상담이 책 속으로 들어왔다.

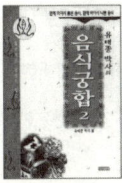
⓳ 음식궁합 2
유태종 지음 | 신국판 396쪽 | 10,000원

《음식궁합1》에 이은 또 하나의 음식 바이블. 우리나라는 물론 중국과 일본을 비롯한 동양의 한방 요리와 서양의 전통 요리를 통해 보는 맛있고도 신기한 음식궁합.

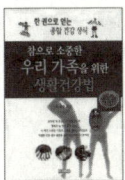
⓴ 참으로 소중한 우리 가족을 위한 생활 건강법
임재헌 지음 | 신국판 416쪽 | 11,500원

한 권으로 얻는 종합 건강 상식. 계절별·체질별·나이별·성별에 따른 건강 관리 지침은 물론 다이어트에서 건강 보조 식품까지 수록.

아카데미북 건강 총서

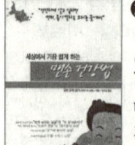
㉑ 세상에서 가장 쉽게 하는 맨손 건강법
이쿠시마 히로시 지음 | 신국판 216쪽 | 7,800원
바쁜 현대인들에게 꼭 필요한 건강 지침서. 쉽고 간단한 손동작만으로도 충분히 건강을 지킬 수 있다.

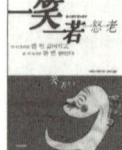
㉒ 일소일약 일노일로
사이토 시게타 지음 | 신국판 168쪽 | 7,000원
한 번 웃을 때마다 한 번 젊어지고, 한 번 화낼 때마다 한 번 늙는다. 즐겁고 편안한 노후를 보내기 위한 비결 완전 공개.

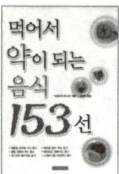
㉓ 먹어서 약이 되는 음식 153선
이이즈카 리스코 지음 | 신국판 252쪽 | 8,500원
우리에게 친근하면서도 약효가 뛰어난 음식 153선을 골라 일러스트와 함께 소개했다.

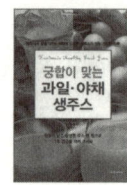
㉔ 궁합이 맞는 과일·야채 생주스
마루모 유키코 지음 | 신국판 176쪽 | 8,800원
궁합이 맞는 재료를 알맞게 혼합하면 효과와 효능이 2~3배 더 높아진다. 집에서 만드는 영양 만점 별미 생주스.

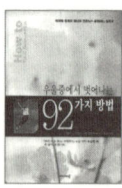
㉕ 우울증에서 벗어나는 92가지 방법
해롤드 프롬필드 지음 · 채정호 편역 | 신국판 248쪽 | 8,000원
자기 자신 또는 사랑하는 누군가가 우울할 때 꼭 읽어 보세요. 우울증의 원인과 치료법 수록.

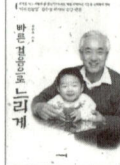
㉖ 빠른 걸음으로 느리게
김수경 지음 | 신국판 256쪽 | 8,500원
다음 생식의 창시자 김수경 박사의 건강 담론집. 온갖 공해에 찌든 음식을 멀리하고 신토불이, 자연 농산물을 가장 원형에 가까운 모습으로 섭취하자. 행동은 빠르게, 마음은 느리게.

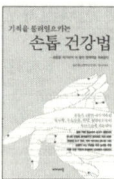
㉗ 기적을 불러일으키는 손톱 건강법
일본자율신경면역치료연구회 지음 | 신국판 196쪽 | 7,500원
일본에서 크나큰 반향을 불러일으킨 자극 요법! 손톱의 뿌리 부분을 자극해 주면 내 몸의 면역력이 회복되어 건강을 되찾을 수 있다..

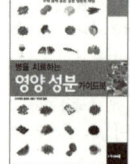
㉘ 병을 치료하는 영양 성분 가이드북
나가카와 유우조 지음 | 신국판 232쪽 | 8,500원
병은 우리가 모르는 사이에 건강한 상태에서도 연속적으로 진행된다. 병의 원인과 예방법 수록, 그리고 내 몸을 살리는 영양 성분 총집합!

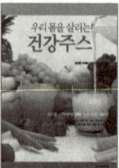
㉙ 우리 몸을 살리는 건강 주스
마이클 머레이 지음 | 신국판 | 12,000원
신선한 주스가 우리 몸에 미치는 영향. 그리고 주스 만드는 법. 주스 완벽 가이드.

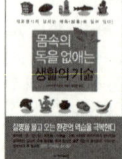
㉚ 몸속의 독을 없애는 생활의 기술
오모모리 다카시 지음 | 신국판 216쪽 | 값 8,500원
생로병사의 열쇠는 해독(解毒)에 달려 있다! 물과 음식은 물론 집안의 공기조차 걱정스런 당신에게 보내는 해독 프로그램의 모든 것.

아카데미북 건강 총서

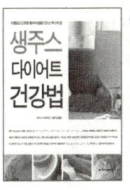
㉛ 생주스 다이어트 건강법
나타샤 스타르핀 지음 | 국판 216쪽 |
값 10,000원

자연의 생명력을 몸속에! 생식 섭취 비율을 늘리고 몸속 정화와 다이어트를 동시에 이루는 건강 생활.

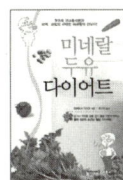
㉜ 미네랄 두유 다이어트
아카보시 다미코 지음 | 신국판 136쪽 |
값 7,500원

두유의 이소플라본과 과일 야채의 비타민 미네랄 다이어트 효과! 굶거나 무리한 운동 없이 몸을 건강하고 날씬하게 만드는 웰빙 다이어트.

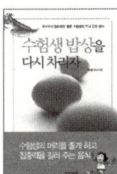
㉝ 수험생 밥상을 다시 차리자
유태종 지음 | 신국판 260쪽 | 9,000원

수험생의 몸과 마음 그리고 성적에 도움을 주는 영양 상식과 메뉴. 우리가 먹는 일상 음식이 바로 수험생의 두뇌식(頭腦食).

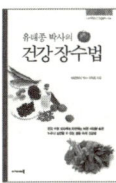
㉞ 유태종 박사의 건강 장수법
유태종 지음 | 신국판 280쪽 | 10,000원

평범하고 자연스러운 생활이 건강의 지름길! 건강 수명 100세에 도전하는 바른 식생활 습관과 누구나 실천할 수 있는 생활 속의 건강법.

건강 · 자연 실용서

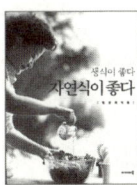
생식이 좋다 자연식이 좋다
엄성희 지음 | 크라운 변형판 104쪽 |
9,000원

먹거리에서 비롯된 질병은 먹거리로 고쳐야 한다. 생식의 원리와 자연식의 중요성을 일깨우는 책

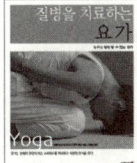
질병을 치료하는 요가
비베카난다 켄드라 재단 지음 | 4×6변형판 96쪽 | 8,000원

일상생활 속에서 간단하게 행할 수 있는 수련을 통해 질병을 예방하고 특정 질환 치료를 위해 매일 할 수 있는 요가 요법을 수록했다.

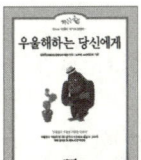
우울해하는 당신에게
김진학 편역 | 크라운 변형판 104쪽 |
9,000원

우울증에 관해 쉽고 자세하게 풀어쓴 입문서.
우울증은 마음의 감기와 같아서 누구나 쉽게 걸릴 수 있고 또 쉽게 치료할 수 있다.

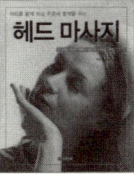
헤드 마사지
에일린 벤틀리 지음 | 4×6변형판 144쪽 | 11,000원

인도의 전통 헤드 마사지, 한의학의 지압, 기공을 적절히 결합해 놓은 치료서.
명상 이미지와 방법도 수록.